Leitsymptome in der Aurachirurgie Band 10

AF284302

Meiner Familie gewidmet.

Mathias Künlen

Leitsymptome in der
Aurachirurgie

**Medizin im
21. Jahrhundert**

Band 10

Impressum:
Herausgeber: IFA Institut für Aurachirurgie AG, Fürstentum Liechtenstein
Autor: Dr. Mathias Künlen
Lektorat: Petra Kienle, Irmgard Wagner
Layout: Carsten Kienle
Umschlaggestaltung: Dr. Mathias Künlen, Carsten Kienle
Internet: www.aurachirurgie.me
E-mail: info@aurachirurgie.me

© 2018
Herstellung und Verlag: BoD – Books on Demand, Norderstedt.
ISBN: 9783752813067

Bibliografische Information der Deutschen Nationalbibliothek

Die Deutsche Nationalbibliothek verzeichnet diese Publikation in der Deutschen National-
bibliografie; detaillierte bibliografische Daten sind im Internet über http://dnb.d-nb.de
abrufbar

1. Auflage 2018

HINWEIS: Wie jede Wissenschaft ist die Medizin ständigen Entwicklungen unterworfen.
Forschung und klinische Erfahrung erweitern unsere Erkenntnisse, insbesondere was die
Behandlung von Krankheiten anbelangt.

Herausgeber und Verlag haben große Sorgfalt darauf angewandt, dass alle Empfehlungen dem
aktuellen medizinischen Wissensstand entsprechen. Für Angaben von Applikationsformen und
Therapiehinweisen kann vom Autor und Verlag keine Gewähr übernommen werden. Jeder
Benutzer ist angehalten, durch sorgfältige Prüfung und gegebenenfalls nach Konsultation
eines Spezialisten festzustellen, ob die beschriebenen Therapiemöglichkeiten im konkreten
Fall anwendbar sind. Jede Therapieanwendung geschieht auf eigene Gefahr des Benutzers.
Autor und Verlag appellieren an jeden Benutzer, ihm etwa auffallende Ungenauigkeiten
mitzuteilen.

Inhalt

Inhalt 5

Einleitung 6

Leitsymptome..8

Verhornungsstörung 9
Zahnschmerzen 13
Unruhige Träume 15
Schulterschmerzen 28
Schwindel 29
Vielredner... 30
Demenz... 43
Todesangst 51
Eingeschlafene Füße.. 63
Zittern.. 81

Über den Autor...99

Index 100

Einleitung

Dieses Buch illustriert Fallbeispiele der Aurachirurgie anhand von Leitsympto-
men. Die Reihenfolge der Leitsymptome ist absichtlich ungeordnet bzw. nicht
nach Fachrichtungen sortiert. Dies entspricht dem „täglichen Brot" des prakti-
zierenden Aurachirurgen, indem die Patienten während eines Tages ganz unterschiedliche Beschwerden präsentieren. Die Fallbeschreibungen illustrieren, wie
vielfach verschlungen die diagnostischen Pfade und differentialdiagnostischen
Überlegungen sein können, bis letztlich eine wirksame Therapiemethode erkannt
wird. Ausgehend von einem Leitsymptom werden die aurachirurgischen Untersuchungen am Patienten auch mithilfe der nicht-linearen Systemanalyse durchgeführt. Alle Fallbeispiele stehen exemplarisch für die Vorgehensweise in der
energetisch-informatorischen Methode der Aurachirurgie, eine Vorgehensweise,
die sich von der morphologisch orientierten Schulmedizin unterscheidet.

Aurachirurgie versteht sich als Ergänzung zu etablierten Medizinsystemen wie
der Schulmedizin oder der Komplementärmedizin. Sie erhebt explizit keinen
Anspruch auf Alleingültigkeit und sollte hinsichtlich ihrer Indikationsstellung
stets vergleichend abgewogen und unter Umständen ergänzend angewendet werden.

Aurachirurgie hat inzwischen einen hohen wissenschaftlichen Standard erreicht,
mit der Möglichkeit zur bildlichen Darstellung und gar quantitativen Messung
von seelisch-geistigen Störungen. Sowohl im Rahmen der Diagnostik als auch
insbesondere in der Vorabtestung von Therapieansätzen und in der Erfolgs-
messung von aurachirurgischen Behandlungen gibt es beeindruckende Fort-
schritte des geistigen Heilens, wie man sie bis vor kurzer Zeit noch für unmög-
lich gehalten hätte. Mit den in diesem Buch gezeigten Verfahren und Methoden
steht die Aurachirurgie den wissenschaftlichen Standards der westlichen Schulmedizin nicht mehr nach, im Gegenteil, sie führt in Bereiche des Heilens, von
denen die Schulmedizin gegenwärtig weit entfernt ist. An dieser Stelle sei be-
tont: Geistiges Heilen mittels Aurachirurgie beschreibt keine Wunderheilung.
Die Wirksamkeit und der Erfolg der Aurachirurgie ist dem speziellen Zugang
zum Patienten zu verdanken, einem klar definierten und exakt anwendbaren
energetisch-informatorischen Weg.

Seit Jahren arbeite ich mit großer Begeisterung als Aurachirurg. Immer wieder
bin ich beeindruckt, ja geradezu verblüfft, welch schlüssigen Erklärungen ich
mit dieser Methode bei meinen Patienten für ganz unterschiedliche Symptome
und Krankheitsbilder finde, und mit welcher Wirksamkeit ich zur Heilung bei-
tragen kann.

Hinweis: Wenn in diesem Buch von „Arzt" die Rede ist, so wird dies verstanden im Sinne dessen, der heilt. Der Begriff umfasst somit auch Heilpraktiker, Therapeuten und Heiler. Dabei beinhaltet der Begriff „Arzt" sowohl den männlichen Arzt als auch die weibliche Ärztin. Ebenso bezieht sich der Begriff „Patient" auch auf „Patientin". Um die Lesbarkeit des Textes zu erhöhen, werden hier nur die männlichen Formen verwendet.

Ruggell, Liechtenstein im Dezember 2018.

Leitsymptome

In den folgenden Fallbeispielen finden sich zahlreiche Abbildungen der nicht-linearen Systemanalyse. Angezeigt werden immer zwei Bilder, das obere zeigt den Ausgangsbefund, das untere den Befund nach Invertierung eines Einfluss-faktors, z.B. Elektrosmog. Eine Invertierung ist an sich noch keine Therapie, sondern dient nur zur diagnostischen Eingrenzung. Sie untersucht, ob sich der energetische Befund eines Organsystems verändert, sobald man einen Kausal-faktor aus der Betrachtung herausnimmt, z.B. einen Candida albicans als Kau-salfaktor im Darm. Verbessert sich der energetische Befund bei nochmaliger NLS-Analyse durch Invertierung, so zeigt dies, dass dieser Kausalfaktor ent-sprechend verantwortlich zu machen ist für die schlechte energetische Aus-stattung des jeweiligen Organs. Bleibt der Befund hingegen gleich oder ver-schlechtert sich gar, so bedeutet dies, der der angenommene Kausalfaktor keine Rolle spielt bzw. dass die Anfrage an das NLS-Analysesystem falsch formuliert ist. Durch Invertierung lassen sich viele Kausalfaktoren schnell und unkompli-ziert prüfen: Mikroorganismen wie Bakterien, Pilze, Protozoen oder Viren, aller-gene Substanzen, Nahrungsmittel, aber auch Medikamente, die dem Patienten testweise zugegeben oder auch weggenommen werden. Auf diese Weise lässt sich untersuchen, ob ein bereits gegebenes Medikament Nutzen bringt oder eher schadet. Gleichermaßen lässt sich evaluieren, was ein neu gegebenes Medi-kament entsprechend am Organsystem energetisch verändern würde.

Die Klassifikation geschieht durch farbliche Markierungen, entsprechend den Schulnoten, 1 ist die beste Note, 6 die schlechteste (helle Vielecke die Note 1, helle Kreise die Note 2, nach oben gerichtete Dreiecke die Note 3, nach unten gerichtete Dreiecke sind die Note 4, dunkle Rauten sind die Note 5, schwarze Vierecke sind die Note 6).

Verhornungsstörung

Anamnese: Der Patient, 21 Jahre alt, kommt wegen seiner rauen und dunkel verfärbten Hände in die Behandlung.

Aurachirurgie: In der aurachirurgischen Exploration finden sich keine karmischen Muster.

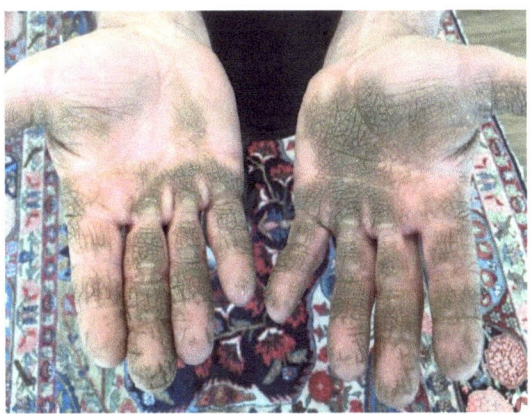

Abb. 1: Handinnenflächen: Massive Verhornungsstörung der Hände mit Dunkelfärbung. Die Dunkelfärbung kommt dadurch zustande, als der Patient als Landwirt mit Gras und Erde arbeitet und sich die Farbstoffe entsprechend in den Verhornungen ablagern.

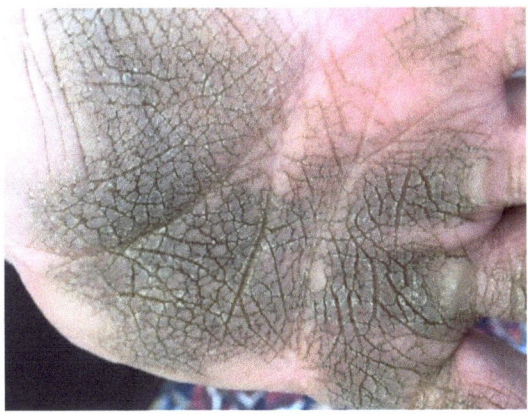

Abb. 2: Nahaufnahme der Handinnenfläche. Erkennbar ist die sog. Lichenifizierung, die „Vergröberung" der Hautlinien.

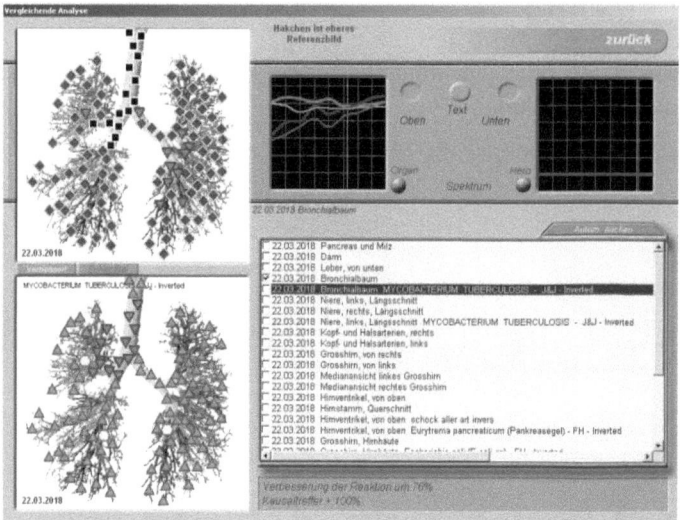

Abb. 3: *Schwere energetische Belastung auf dem Bronchialbaum, bei Invertierung von Mycobacterium tuberculosis kommt es zu einer Verbesserung des energetischen Befundes um 76%. Der Patient beschreibt seine Kurzatmigkeit, die er in der Arbeit immer wieder habe.*

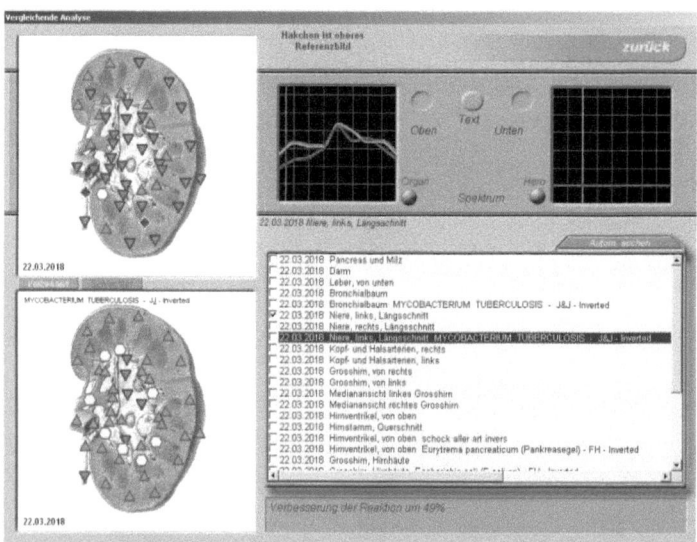

Abb. 4: *Niere links, bei Invertierung von Mycobacterium tuberculosis kommt es zu einer Verbesserung des energetischen Befundes um 49%.*

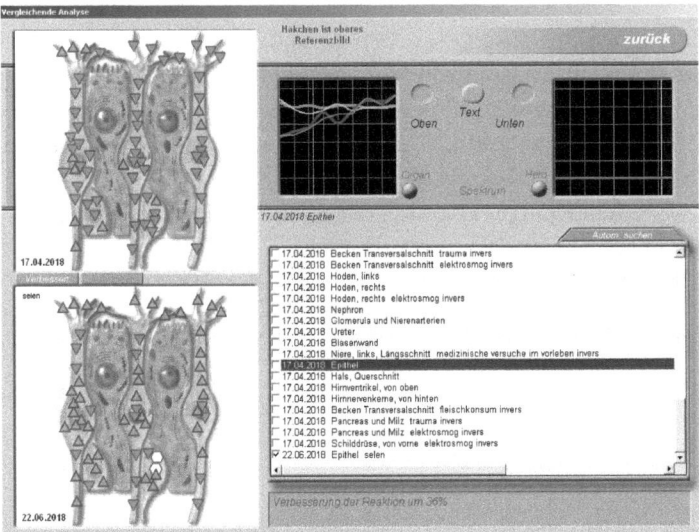

Abb. 5: *Epithel, energetische Störung, bei Testung auf Selen kommt es zu einer Verbesserung des energetischen Befundes um 36%.*

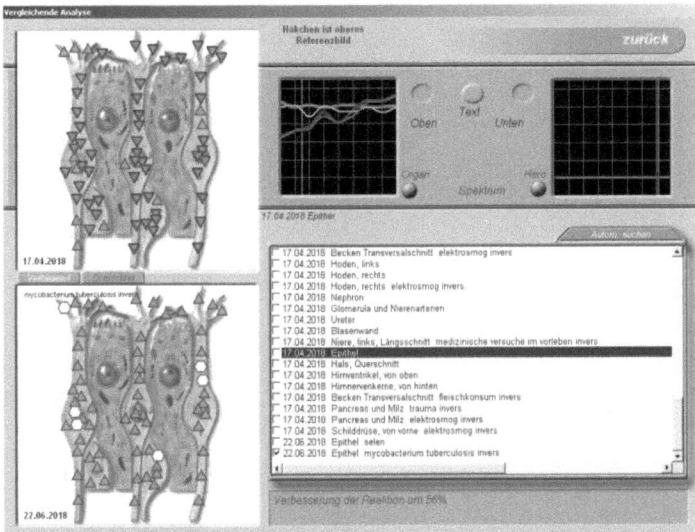

Abb. 6: *Epithel, bei Invertierung von Mycobacterium tuberculosis kommt es zu einer Verbesserung des energetischen Befundes um 56%.*

Bewertung: Ein beeindruckendes Bild, letztlich bedingt durch eine energetische Störung im Element Metall nach TCM-Logik. Das Element Metall umfasst Lunge und Darm und Haut, der Darm ist in der NLS-Analyse unauffällig. Jedoch findet sich auf der Lunge der ausgeprägte Störbefund, und auch auf den Epithelzellen, bedingt durch das Miasma von Mycobacterium tuberculosis. Ist einer der beiden Organmeridiane energetisch gestört, so findet sich der Ausdruck dieser Störung nach außen auf der Haut. Nach homöopathischer Ausleitung von Mycobacterium tuberculosis verbessert sich der Hautbefund prompt, die Verhornungsstörungen werden weniger und die Färbungen der Hautfurchungen verschwindet über die folgenden Wochen fast vollständig.

Zahnschmerzen

Anamnese: Patientin, 39 Jahre alt, kommt in die Behandlung wegen ihrer seit Monaten bestehenden Zahnschmerzen. Sie habe sich beim Zahnarzt untersuchen lassen, incl. Röntgenübersichtsaufnahme des Kiefers, aber der habe nichts finden können. Die Zähne seien in Ordnung, keine Parodontose, keine Zahnfleischentzündung. Insbesondere die Eckzähne des Unterkiefers tun ihr weh, manchmal auch die Backenzähne.

Aurachirurgie: Bei der aurachirurgischen Exploration finden sich in der Prüfung karmischer Muster keine Auffälligkeiten.

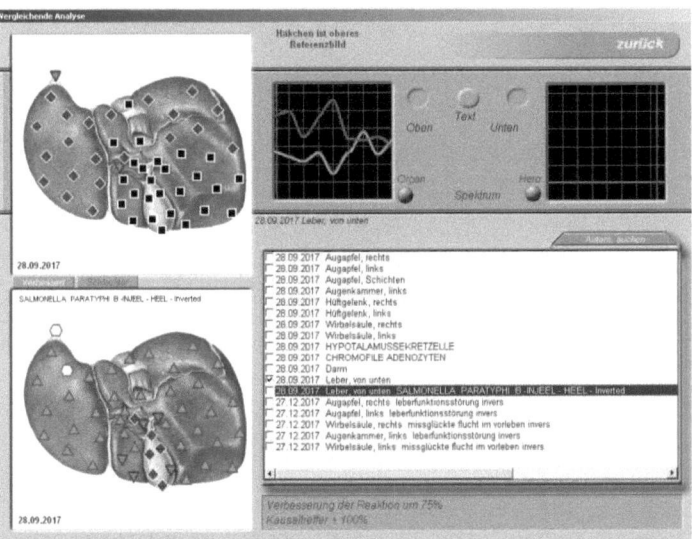

Abb. 7: _Massive energetische Belastung der Leber durch Salmonella paratyphi, an denen sich die Patientin vor drei Jahren während einer Reise ins Ausland infiziert hatte. Bei Invertierung kommt es zu einer Verbesserung des energetischen Befundes um 75%._

Bewertung: Die einzelnen Zähne werden in der TCM den jeweiligen Organen zugeteilt. Im vorliegenden Fall handelt es sich um Zahnschmerzen der Eckzähne im Zusammenhang mit der energetischen Störung der Leber, diese wiederum ausgelöst durch die energetische Störung des Darms durch Salmonella paratyphi nach einem Auslandsaufenthalt mit Infektion vor 3 Jahren. Nach Behandlung des Darmes mit homöopathischer Ausleitungstherapie verbessert sich nicht nur der energetische Befund in Darm und Leber, sondern auch die Schmerzsymptomatik der Eckzähne im Unterkiefer.

Paradontose: Milzschwäche

Mandibulargelenk: Leberschwäche mit Wut und Zorn als Emotion, cranio-mandibulären Dysfunktion, Dysfunktion im HWS-Bereich, Auswirkungen auf das Innenohr mit Tinnitus.

Element	Funktionskreis	Yin-Organe	Yang-Organe	Zähne
Holz	Leber-Galle	Leber	Gallenblase	Eckzähne
Feuer	Herz-Dünndarm	Herz	Dünndarm	Weisheitszähne
Erde	Magen-Milz	Milz	Magen	Backenz. im UK (!), Mahlzähne im OK (!)
Metall	Lunge-Dickdarm	Lunge	Dickdarm	Backenz. im OK (!), Mahlzähne im UK (!)
Wasser	Niere-Blase	Niere	Blase	Schneidezähne

Über die Meridianverbindungen können Zähne Organe beeinflussen und umgekehrt Organe auf Zähne wirken. Wenn Belastungen innerhalb eines Funktionskreises bestehen, versucht der Organismus diese aus Sicht der TCM zunächst innerhalb dieses Funktionskreises auszugleichen. Auf diese Weise kann ein Zahnstörfeld Beschwerden in anderen Bereichen des Meridians hervorrufen. Ein Beispiel hierfür wären wiederkehrende Blasenentzündungen, die auf ein Zahnstörfeld im Bereich der Schneidezähne zurückgehen.

Als mögliche Störfelder können z.B. tote Zähne, eiternde oder wurzelbehandelte Zähne, Narben von gezogenen Zähnen, mit unverträglichen Fremdmaterialien aufgefüllte oder überkronte Zähne, Implantate sowie Zahnfleischentzündung bzw. Parodontitis wirken. All diese Dinge können den Meridian, auf dem sie liegen, so belasten, dass die mit diesem Meridian verbundenen Organe ebenfalls in Mitleidenschaft gezogen werden. Umgekehrt kann ein geschwächtes oder krankes Organ auf Zähne wirken, die über den Meridian mit ihm in Beziehung stehen. Der Grundgedanke ist aus Sicht der TCM der gleiche. Der Organismus versucht zunächst innerhalb des Meridians die Störung auszugleichen. Dadurch kann der betreffende Zahnbereich in Mitleidenschaft gezogen werden. Entzündete Zähne, Narben usw. können den Energiefluss innerhalb des Meridians blockieren und so alle Organe und Zähne entlang dieses Meridians beeinträchtigen. In der Zahnarztpraxis beobachtet man immer wieder, dass die Mahlzähne besonders stark von Karies und Parodontitis betroffen sind. Diese stehen in Bezug zu Dickdarm und Pankreas (Bauchspeicheldrüse). Möglicherweise ist hier ein Bezug zu der weiten Verbreitung von Darmstörungen und Diabetes zu sehen, die aus ganzheitsmedizinischer Sicht sicher auch durch schlechte Ernährungsgewohnheiten mitbedingt sind.

Unruhige Träume

Anamnese: Patientin, 62 Jahre alt, kommt in die Behandlung wegen ihrer seit vielen Jahren anhaltenden unruhigen Träume. Immer wieder schrecke er nachts auf, ihr Mann sei dadurch erheblich gestört.

Aurachirurgie: Es zeigt sich das karmische Muster der missglückten Flucht mit einer Fallneigung auf die rechte Seite in der kinesiologischen Prüfung. Die Patientin beschreibt, dass sie entsprechende Inhalte von Flucht und Verfolgung auch träumt: Immer laufe sie im Traum einem Zug hinterher, den sie verpasst habe und den sie nicht erreiche. Zwar sei das keine klassische Fluchtszenerie, aber vom Charakter doch sehr ähnlich einer Flucht. Aber auch Verfolgungen durch andere seien ihr präsent, immer laufe sie davon, manchmal mit Erfolg, manchmal werde sie aber auch erwischt und müsse dann grausam sterben.

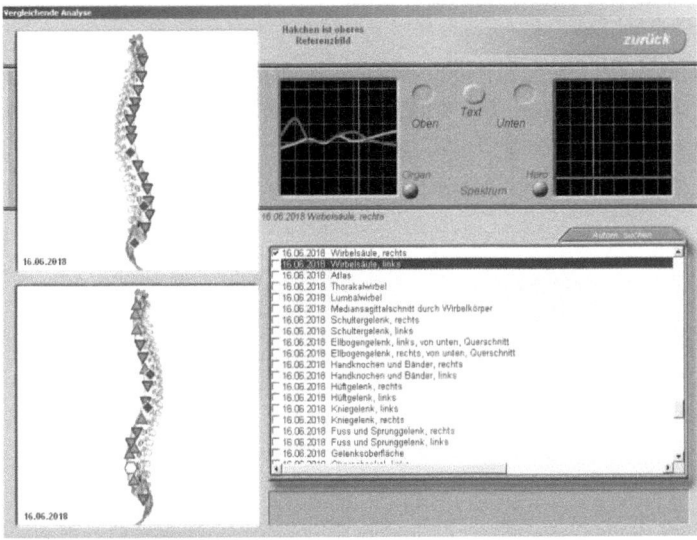

Abb. 8: Wirbelsäule rechts (oben) und links (unten): Energetische Störungen im Bereich der unteren Brustwirbelsäule, der mittleren Lendenregion und des Os sacrum auf der rechten Seite, im Bereich der mittleren und unteren Brustwirbelsäule auf der linken Seite. Man sieht, dass sich die energetische Schwäche nicht auf eine Seite beschränkt, sondern quasi fortlaufend die Seite wechselt. Die energetische Überbeanspruchung auf einem Segment der linken Seite führt konsekutiv zu einer energetischen Überbeanspruchung ein paar Segmente darunter auf der rechten Seite usw.

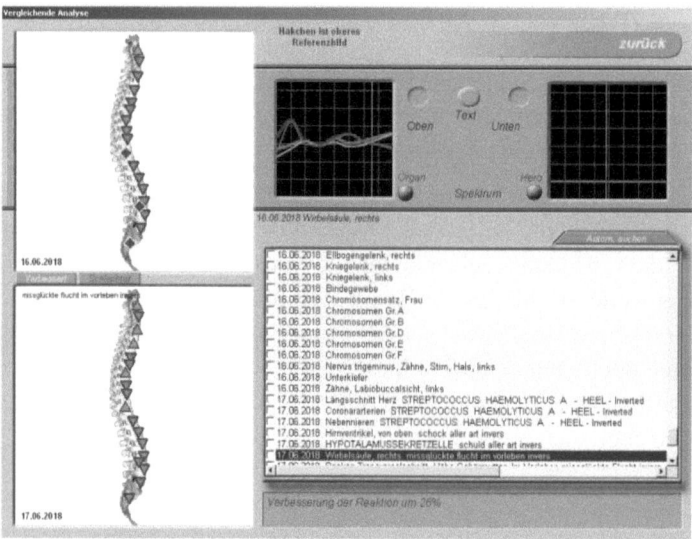

Abb. 9: *Wirbelsäule rechts: Energetische Störung im Bereich der unteren Brust-wirbelsäule und des Os sacrum. Bei Invertierung von Missglückte Flucht im Vorleben verbessert sich der energetische Befund um 26%.*

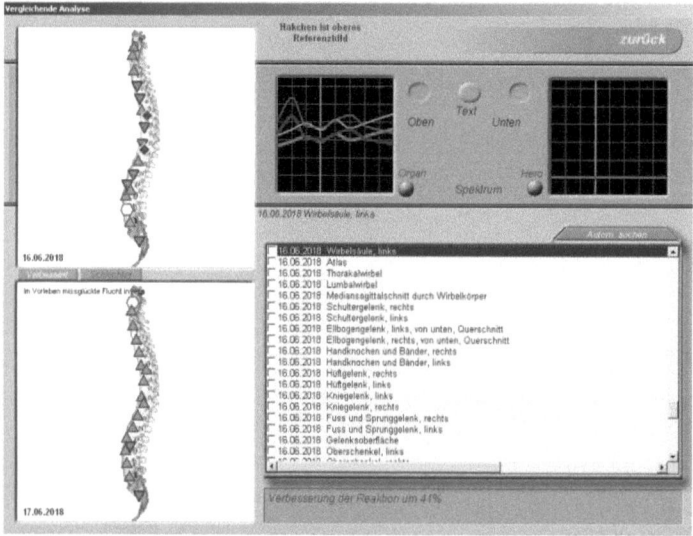

Abb. 10: *Wirbelsäule links: Energetische Störung im Bereich der mittleren und unteren Brustwirbelsäule. Bei Invertierung von Missglückte Flucht im Vorleben verbessert sich der energetische Befund um 41%.*

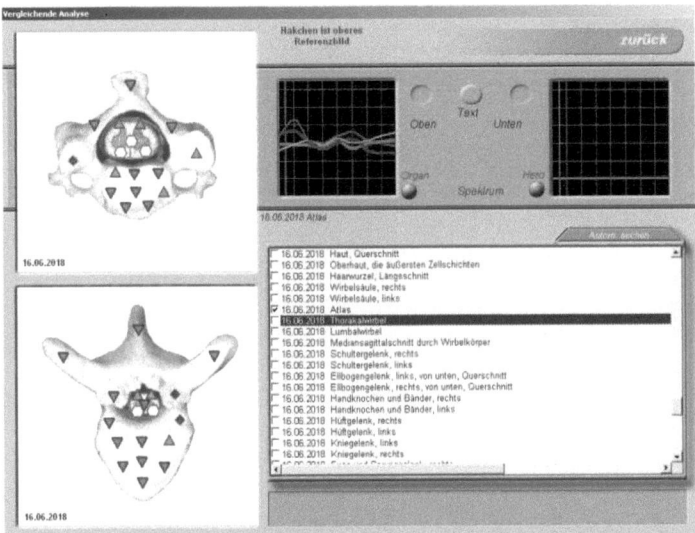

Abb. 11: *Atlas und Thorakalwirbel: Auch hier zeigt sich der fortlaufende Seitenwechsel: Während der Atlas auf der rechten Seite eine energetische Störung aufweist, zeigt der Thorakalwirbel eine Störung auf der rechten Seite.*

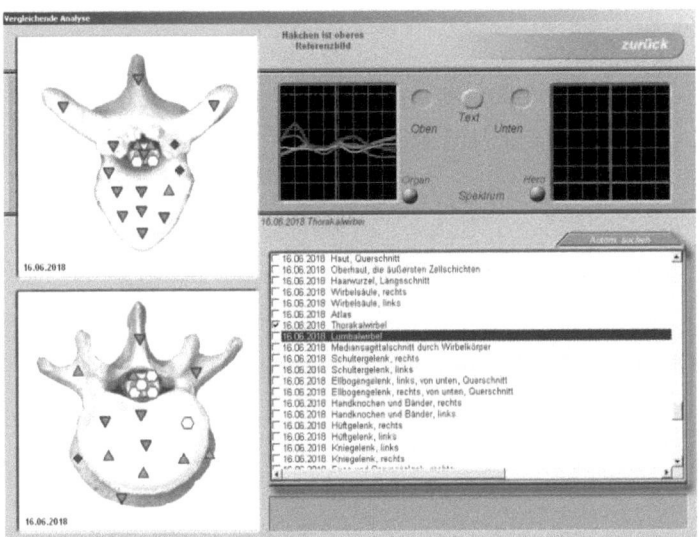

Abb. 12: *Thorakalwirbel und Lumbalwirbel: Erneut zeigt sich ein Seitenwechsel der energetischen Störung auf die linke Seite im Bereich des Lumbalwirbels.*

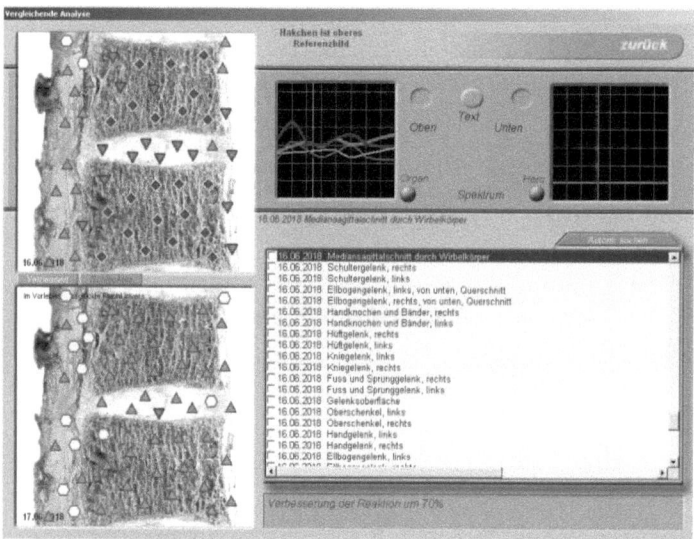

Abb. 13: *Mediansagittalschnitt durch Wirbelkörper: Energetische Störung, bei Invertierung von Missglückte Flucht im Vorleben verbessert sich der energetische Befund um 70%.*

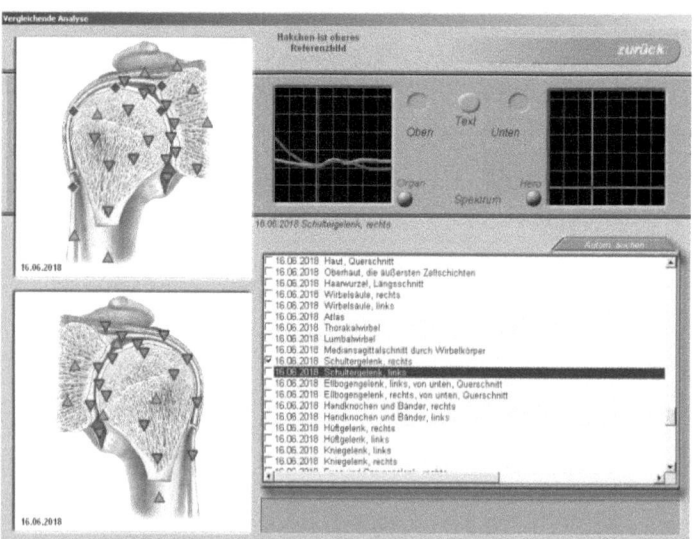

Abb. 14: *Schultergelenk: Energetische Störung auf der rechten Seite, Normalbefund auf der linken.*

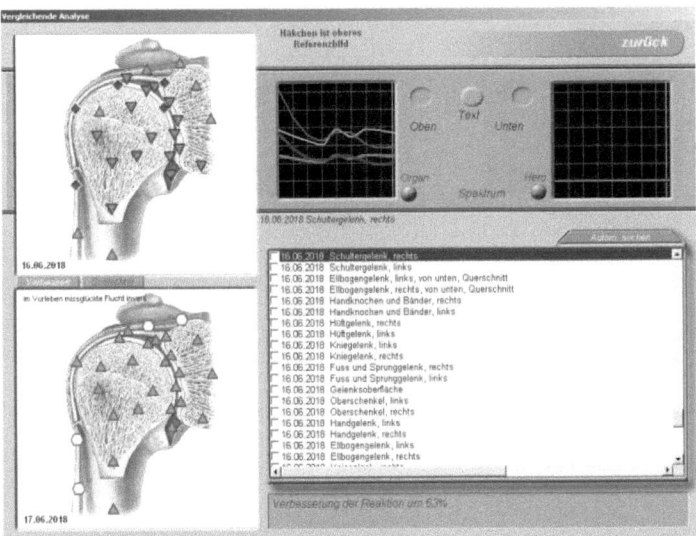

Abb. 15: *Schulter rechts: Bei Invertierung von Missglückte Flucht im Vorleben kommt es zu einer Verbesserung des energetischen Befundes um 63%.*

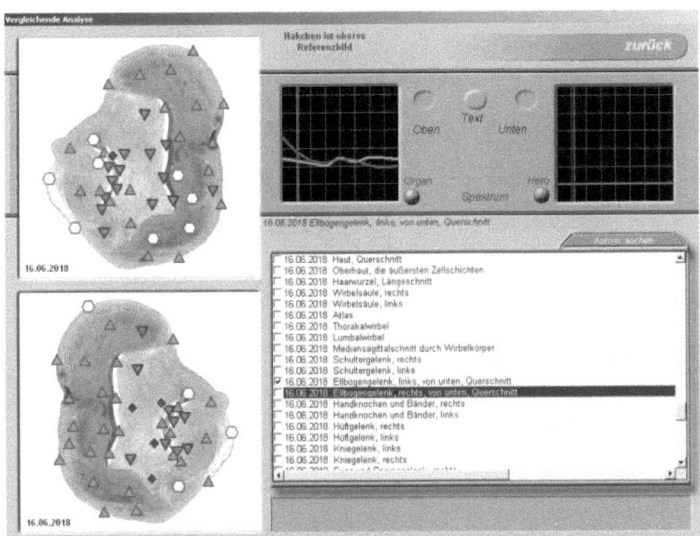

Abb. 16: *Ellenbogen von unten im Querschnitt: Energetische Störung auf der linken Seite, noch deutlicher auf der rechten Seite.*

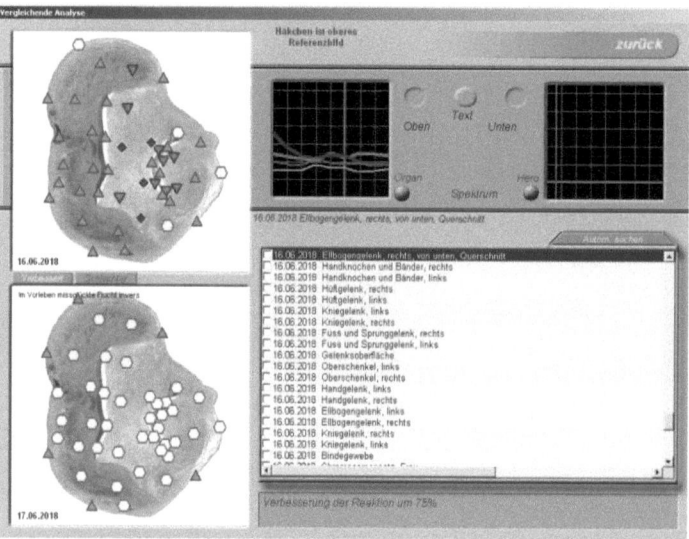

Abb. 17: *Ellenbogen rechts von unten im Querschnitt: Bei Invertierung von Missglückte Flucht im Vorleben kommt es zu einer Verbesserung des energetischen Befundes um 75%.*

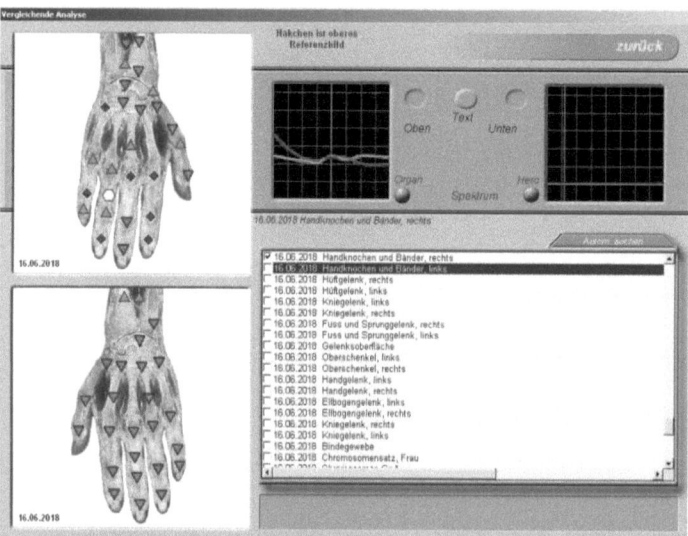

Abb. 18: *Handknochen und Bänder: Energetische Störung auf der rechten Seite, Normalbefund auf der linken.*

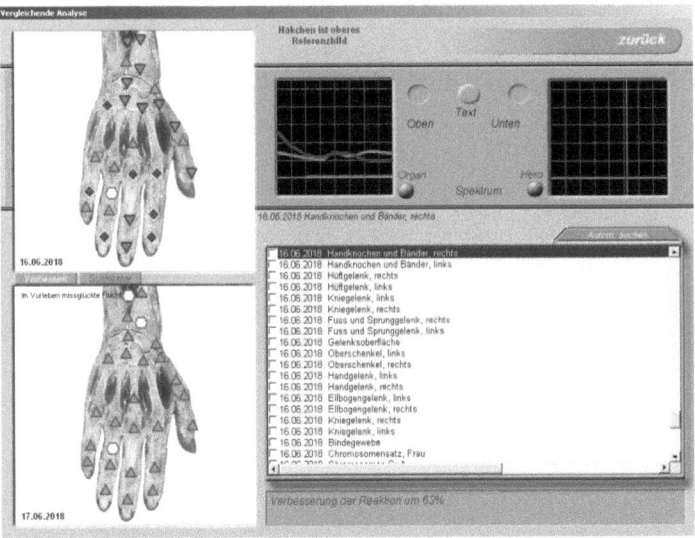

Abb. 19: *Handknochen und Bänder rechts: Bei Invertierung von Missglückte Flucht im Vorleben kommt es zu einer Verbesserung des energetischen Befundes um 63%.*

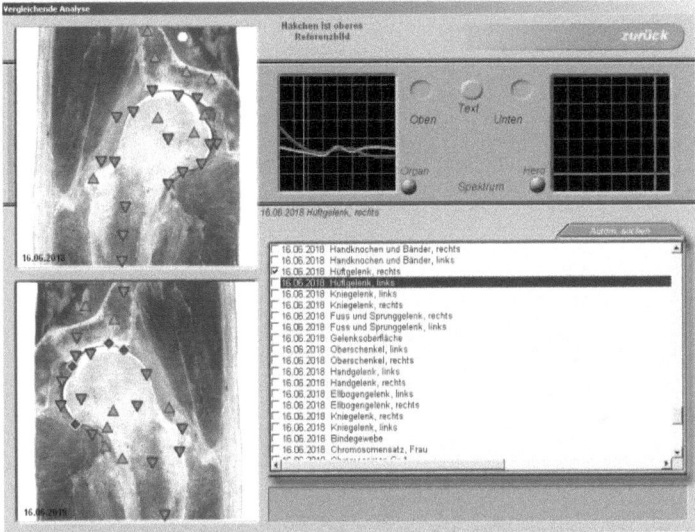

Abb. 20: *Hüftgelenk rechts und links: Energetische Störung auf der linken Seite, Normalbefund auf der rechten.*

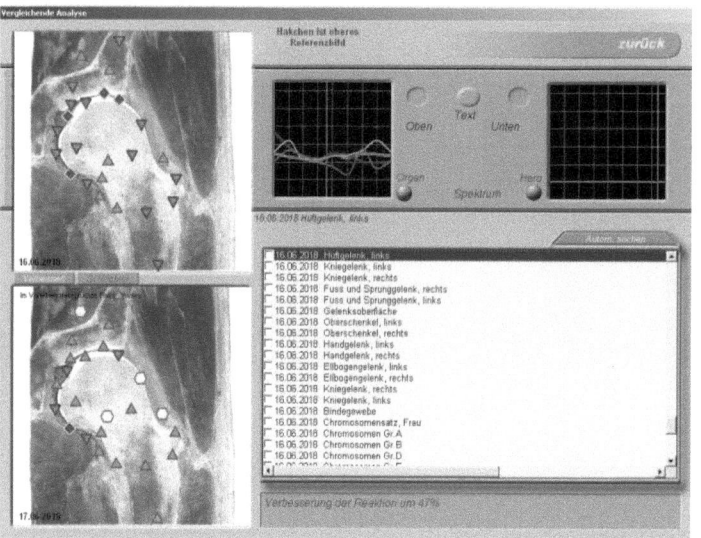

Abb. 21: *Hüftgelenk links: Bei Invertierung von Missglückte Flucht im Vorleben kommt es zu einer Verbesserung des energetischen Befundes um 47%.*

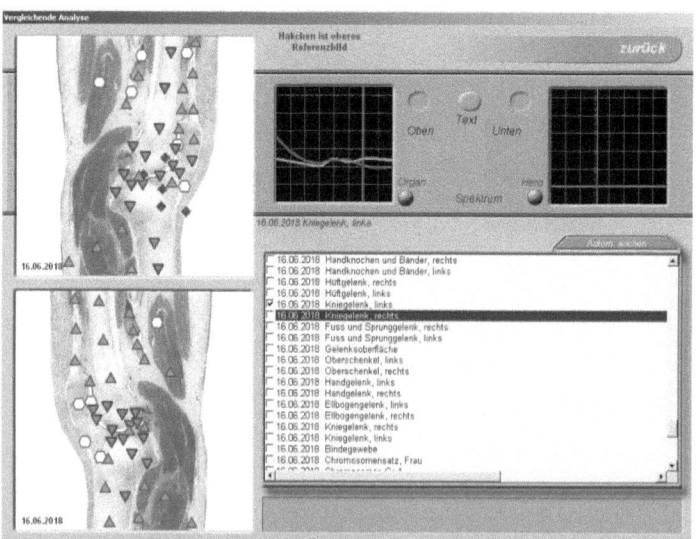

Abb. 22: *Kniegelenk links und rechts: Energetische Störung auf der linken Seite, Normalbefund auf der rechten.*

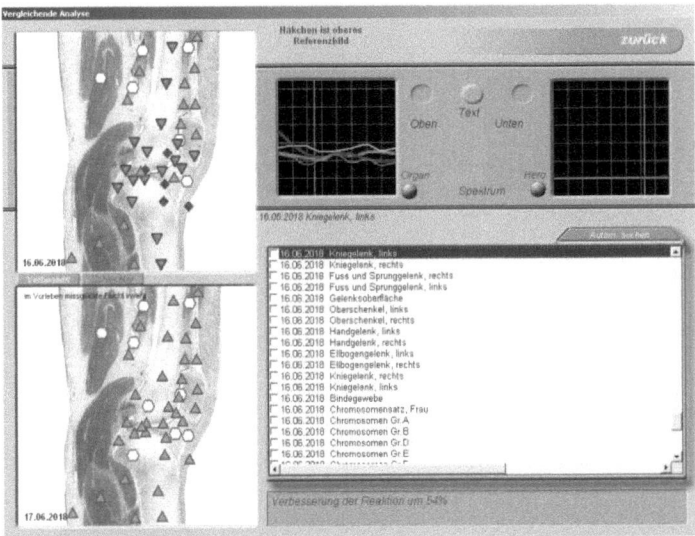

Abb. 23: *Kniegelenk links: Bei Invertierung von Missglückte Flucht im Vorleben kommt es zu einer Verbesserung des energetischen Befundes um 54%.*

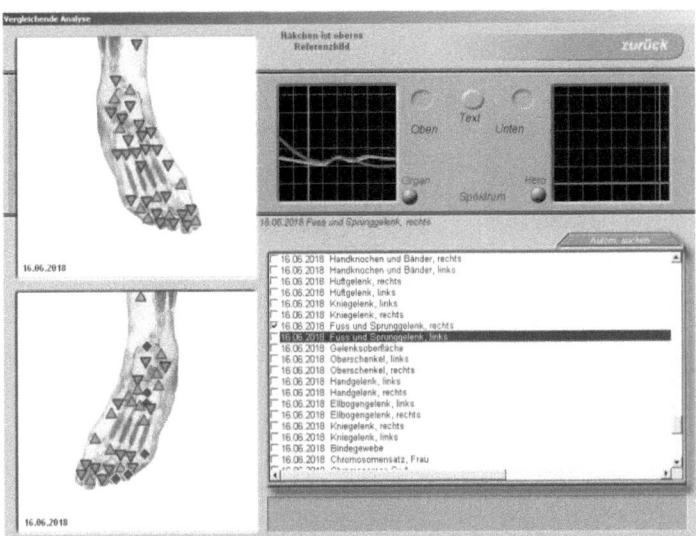

Abb. 24: *Fuß- und Sprunggelenke, rechts und links: Energetische Störung auf der linken Seite, Normalbefund auf der rechten.*

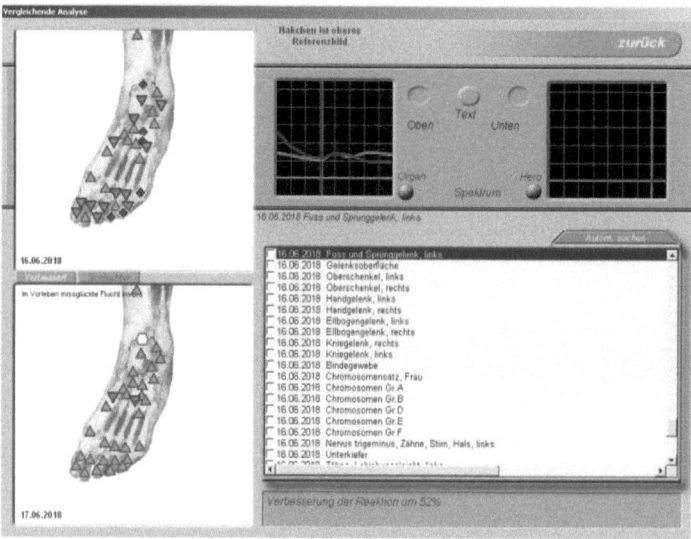

Abb. 25: *Fuß- und Sprunggelenk links: Bei Invertierung von Missglückte Flucht im Vorleben kommt es zu einer Verbesserung des energetischen Befundes um 52%.*

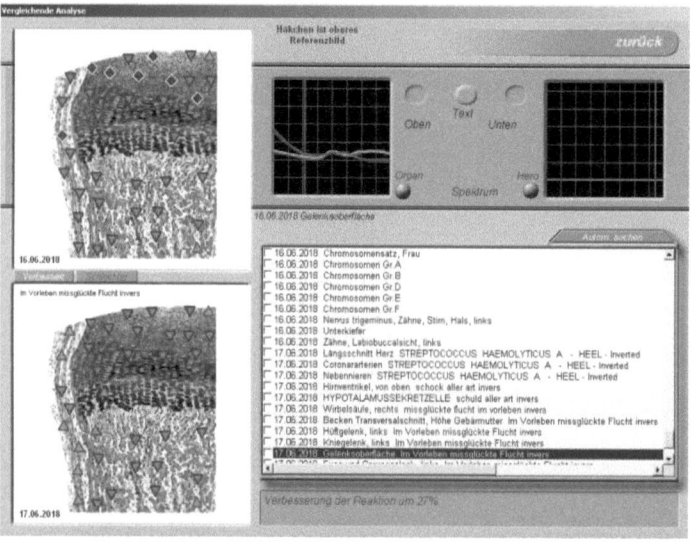

Abb. 26: *Gelenkoberfläche: Bei Invertierung von Missglückte Flucht im Vorleben kommt es zu einer Verbesserung des energetischen Befundes um 27%.*

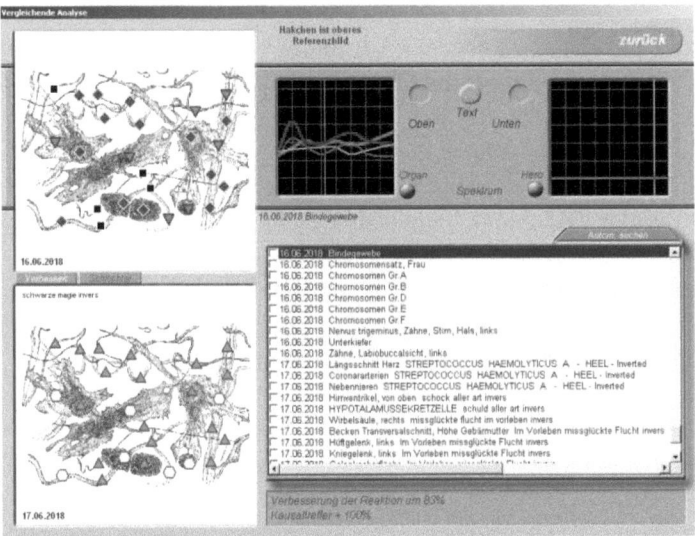

Abb. 27: *Bindegewebe: Bei Invertierung von Schwarze Magie kommt es zu einer Verbesserung des energetischen Befundes um 83%.*

Bewertung: Unruhige Träume sind häufig mit Schlafstörungen verbunden, weshalb zunächst immer an eine energetische Leberschwäche zu denken und die energetische Situation der Leber in der NLS-Analyse zu prüfen ist. Auch sollte der Arzt die Leberakupunkturpunkte kennen und z.B. auf LE 3 am Fußrücken oder den Shu-Punkt am Blasenmeridian auf dem Rücken drücken, um zu prüfen, ob hier eine Schmerzempfindlichkeit besteht. Besteht hier ein energetisches Defizit, so gilt es die Ursache zu finden, sei es die zugrunde liegende Darmstörung zu sanieren oder die Leberproblematik an sich zu behandeln. Selbstverständlich existieren aber zahlreiche andere Faktoren, die Schlafstörungen auslösen können, insbesondere der zunehmende Elektrosmog in der Umwelt, wie dies an anderer Stelle bereits ausführlich diskutiert wurde.

Zusätzlich zu diesen eher formalen Rahmenbedingungen kommen die inhaltlichen Aspekte von Träumen. Die Frage ist zu stellen: Was träumt der Patient, um welche Inhalte geht es dabei? Träume er unter Umständen von Flucht- und Verfolgsszenen, was dann den Aurachirurgen auf die Prüfung der karmischen Muster der missglückten Flucht lenkt. Besteht eine solche Belastung und wird diese durch die geeigneten aurachirurgischen Maßnahmen aufgelöst, dann verschwinden in der Regel auch die entsprechenden Trauminhalte. Viele karmische Belastungen lösen unruhige Träume aus: Träume über Ertrinken, sich auftürmende Wellen, Träume von Erhängungen, Erwürgen, von Schlägereien, von Hinrichtungen, Ermordungen, Folterungen u.v.m. Vielfach lassen sich entsprechende Inhalte aurachirurgisch reproduzieren, indem der Patient bei Prüfung der zutreffenden Muster in der kinesiologischen Prüfung positiv reagiert bzw. instabil wird. Auch Erlebnisse, die sich nicht auf Vorleben beziehen, sondern im jetzigen Leben als Psychotrauma erfahren wurden, werden vielfach im Unterbewusstsein immer wieder über Träume durchlebt. Beispielsweise berichten Patienten mit Verschüttungen oder schweren Verletzungen, dass sie entsprechende Inhalte immer wieder über Träume durchleiden. Vielfach findet der Aurachirurg entsprechende energetische Belastungen auf den Hirnventrikeln in der NLS-Analyse oder energetische Störungen der Hypophyse nach Schleudertrauma. Hier kann die Kausalität weiter eingegrenzt werden, indem der Arzt den Patienten nach auslösenden Faktoren befragt und diese dann unmittelbar in der NLS-Analyse prüft, um zu sehen, ob sich die energetische Störung dadurch verbessert oder gar auflösen lässt. Häufig finden sich in der NLS-Analyse auch erhebliche energetische Störungen auf den Hypothalamussekretzellen und auf den chromophilen Adenozyten, insbesondere bei Belastungen durch Schuld, entweder aus diesem oder aus einem vorangegangenen Leben. Bekannt sind aus der aurachirurgischen Praxis gar Schlafstörungen bei kleinen Kindern, mit oder ohne Berichte über entsprechende Trauminhalte, die durch Schuldthemen der Kirche ausgelöst werden. Prüft der Aurachirurg in der NLS-Analyse, so findet sich in seltenen Fällen eine Belastung auf den Hypothalamussekretzellen, die bei Invertierung der Kirche verschwinden. Und das alles vielfach sogar ohne dass bislang irgendein Sakrament in Form einer Taufe an diesem Kind durchgeführt wurde.

Viele Patienten berichten nur von unruhigem Schlaf, können aber keine konkreten Trauminhalte benennen. Wenn man dann auf die Leberfunktion als die häufigste Ursache von unruhigem Schlaf testet, wird man häufig nicht fündig. Wenn dann auch andere formale Schlafstörungen wie z.B. Belastungen durch Elektrosmog ausscheiden, bleibt am Ende die Vermutung, dass der Patient sehr wohl träumt und von den Trauminhalten gequält wird, dass er sich aber schlicht nicht an die Trauminhalte erinnern kann. Hier bietet die Aurachirurgie nun einen interessanten und neuartigen Ansatz, denn sie erreicht die Trauminhalte letztlich durch die Hintertür durch Abfragen und Behandeln von karmischen Mustern, sofern diese in der kinesiologischen Prüfung gefunden werden können. Löst man die Muster aurachirurgisch, dann verbessert sich in vielen Fällen auch der Schlaf, bedingt durch die nicht mehr vorhandenen Träume im Unterbewusstsein. Diese Vorgehensweise der Aurachirurgie bietet den großen Vorteil, dass es keiner intellektuellen Aufarbeitung der Trauminhalte bedarf, wie dies z.B. in der Psychotherapie der Fall wäre. An dieser Stelle scheitert die Psychotherapie, denn sie ist darauf angewiesen, dass der Patient seine Träume benennen und nacherzählen kann. Sind die Träume dagegen nicht erinnerlich, heißt das nicht automatisch, dass sie nicht da sind, sie sind aber in dieser Form für die Psychotherapie nicht zugänglich, für die Aurachirurgie hingegen sehr wohl.

Der Mechanismus, wie der Patient seinerzeit wohl gestürzt sein muss, kann auf Grund der Befunde einigermaßen gut rekonstruiert werden: Gefallen ist er wohl auf Grund der Instabilität auf die linke Seite, mit Kontusion der linken Hüfte, abgefangen hat er sich dann aber wohl mit der rechten Hälfte des Oberkörpers mit Stauchung von Hand, Ellenbogen und Schulter rechts.

Im vorliegenden Fall verhält es sich tatsächlich so: Nach Auflösung des karmischen Musters der missglückten Flucht schläft die Patientin in der Folge besser, die Träume über das Verpassen von Zügen tauchen nicht mehr auf.

Schulterschmerzen

Anamnese: Patient, 56 Jahre alt, kommt in die Behandlung wegen seiner Schulterschmerzen, unter denen er seit mehreren Jahren leidet. Zahlreiche Untersuchungen habe er bereits durchführen lassen, CT und Röntgen-Aufnahmen, allerdings seien da keine nennenswerten degenerativen Veränderungen gefunden worden. Auch eine Ultraschalluntersuchung habe man gemacht, um zu sehen, ob es Weichteilschwellungen gebe, aber auch hier sei man nicht fündig geworden. Die Schmerzen bestehen eigentlich immer, mal mehr, mal weniger. Mehrfach habe er erlebt, dass er in den frühen Morgenstunden im Bett aufgewacht sei mit Schulterschmerzen.

Aurachirurgie: In der aurachirurgischen Exploration zeigt sich ein Sklavenjoch, das erfolgreich aufgelöst werden kann. Beim Druck auf die Schulter zeigt sich auf beiden Seiten eine deutliche Druckschmerzhaftigkeit im vorderen Schultergelenksbereich. In der aurachirurgischen Untersuchung mittels Anatomieatlas geht der Patient bei der Punktion des Schultergelenks nicht in Resonanz.

Bewertung: Der Patient arbeitet seit 40 Jahren als Bäcker und leidet seit Jahren unter Asthma bronchiale. Der Lungenmeridian liegt mit dem Punkt LU2 direkt vor dem Schultergelenk, was die vom Patienten beschriebene Problematik erklärt. In der NLS-Analyse zeigt sich eine deutliche Belastung des Bronchialbaums, bei Invertierung von Bäckermehl kommt es zu einer Verbesserung des energetischen Befundes um 63%. Andere energetisch-informatorischen Belastungen liegen nicht vor. Damit ist die Therapie klar: Der Patient soll eine Frühberentung beantragen, weil er angesichts des Bäckerasthmas nicht mehr berufsfähig ist.

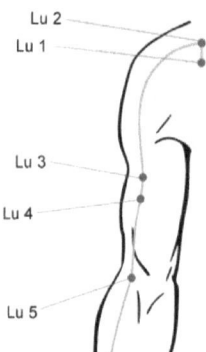

Abb. 28: *Lungenmeridian, der Punkt Lunge 1, noch mehr aber der Punkt Lunge 2 liegen in unmittelbarer Nachbarschaft zum Schultergelenk..*

Schwindel

Anamnese: Patientin, 68 Jahre alt, kommt wegen ihrer seit Jahrzehnten bestehenden Migräne, seit Jahren eher als Spannungskopfschmerz auftretende Beschwerden in die Praxis. An der HWS seien radiologisch degenerative Veränderungen diagnostiziert worden. Auch habe sie immer wieder Schwindelattacken, v.a. Drehschwindel mit Übelkeit. Dann würden ihre Augen hin und wieder so komische Bewegungen machen, das könne sie sich überhaupt nicht erklären. Auch ihr Hausarzt habe dafür keine schlüssige Erklärung.

Aurachirurgie: In der aurachirurgischen Exploration findet sich das karmische Muster von Erhängen und Sklavenjoch, das seit Jahrzehnten zu funktionellen Beschwerden an der Halswirbelsäule führt. Die Patientin hat einen als Auslöser von HWS Veränderungen, von Migräne und auch von Schwindel.

Bewertung: Immer wieder ist es beeindruckend zu sehen, wie sehr funktionale Störungen bei längerem Persistieren zu organisch-morphologischen Veränderungen und Schädigungen führt. So kann eine jahrelang bestehende Muskelverspannung durch den entstehenden Zug an den knöchernen Strukturen der Halswirbelsäule zu manifesten Osteochondrosen und Fehlstellungen der Halswirbelsäule führen, mit Einengung des Spinalkanals sowie der Intervertebralkanäle. Die durch die Intervertebralkanäle durchtretenden Spinalnerven werden schließlich komprimiert und durch die Kompression an sich wiederum geschädigt, was dann weitere Probleme wie z.B. radikuläre Symptome mit Schmerzen, Sensibilitätsstörungen und Lähmungen nach sich ziehen kann. Fragt man nach der Ursache der funktionalen Störungen im Sinne der Muskelverspannung, die am Anfang der hier beschriebenen Wirkkette stehen, dann kommen die aurachirurgischen Aspekte zum Vorschein: Karmische Belastungen durch Sklavenjoch, Erhängen, Köpfen, Garotte etc., allesamt Phänomene, die der Patient im Sinne der Resonanz bei Prüfung durch den Aurachirurgen körperlich spüren kann, und deren Resonanz nach aurachirurgischer Entfernung durch den Arzt einfach verschwindet. Mit der Resonanz verschwindet dann auch die funktionale Beeinträchtigung, und die oben beschriebene Kaskade kann sich teilweise oder gar vollständig wieder zurückbilden.

Vielredner

Anamnese: Patient, 51 Jahre alt, kommt in die Behandlung, berichtet sofort umfänglich über seine Situation, seine Probleme mit den Vorgesetzten, wie er darauf reagiert habe usw. Angesichts der Redeflut fällt es zunächst schwer herauszufinden, warum der Patient tatsächlich in die Praxis gekommen ist. Konkret befragt meint der Mann, er wolle sich einfach einmal durchchecken lassen, um zu sehen, ob „da irgendetwas sei, was man behandeln müsse".

Aurachirurgie: Es erfolgt die aurachirurgische Standarddiagnostik mit der Suche nach etwaigen karmischen Belastungen. Es findet sich ein ausgeprägtes Muster der Pfählung im Vorleben, dazu auch der entsprechende NLS-Befund. Der Patient beschreibt stechende Schmerzen zwischen den Schulterblättern, häufigen Harndrang mit Pollakisurie, Darmentleerungsstörungen mit häufiger Verstopfung, Hämorrhoiden mit blutiger Beimischung im Stuhl. Nach Auflösung des Musters steht der Patient stabil in der kinesiologischen Nachprüfung.

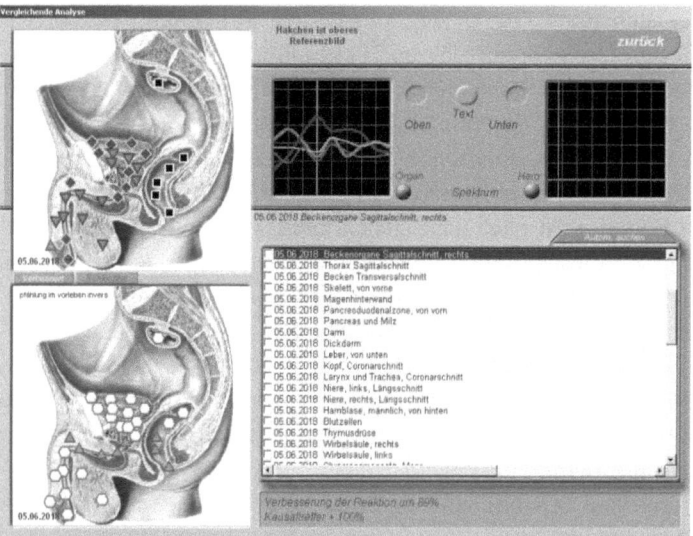

Abb. 29: Beckenorgane Sagittalschnitt: Deutliche energetische Störung auf Blase und Harnröhre, noch mehr auf dem Enddarm, bei Invertierung von Pfählung im Vorleben kommt es zu einer Verbesserung des energetischen Befundes um 89%. Das ist ein bemerkenswert hohes Ergebnis, das sich auch in der klinischen Symptomatik und in der kinesiologischen Testung entsprechend darstellt.

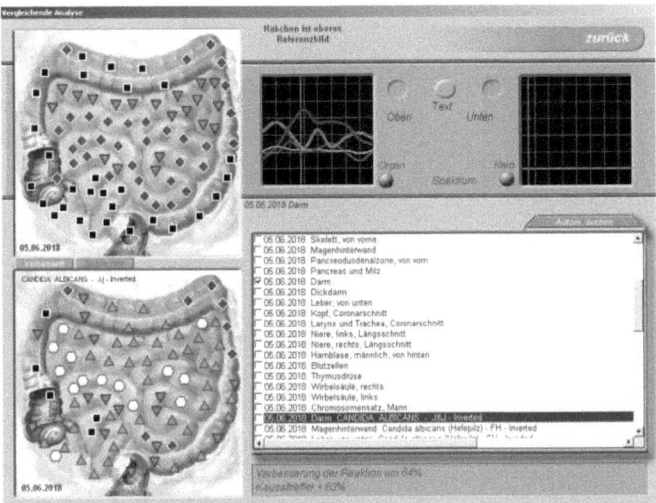

Abb. 30: *Darm: Deutliche energetische Störung, bei Invertierung von Candida albicans kommt es zu einer Verbesserung des energetischen Befundes um 64%, bei einer Kausaltrefferquote von nur 83%, d.h. es muss noch weitere Kausalitäten für die energetische Störung geben.*

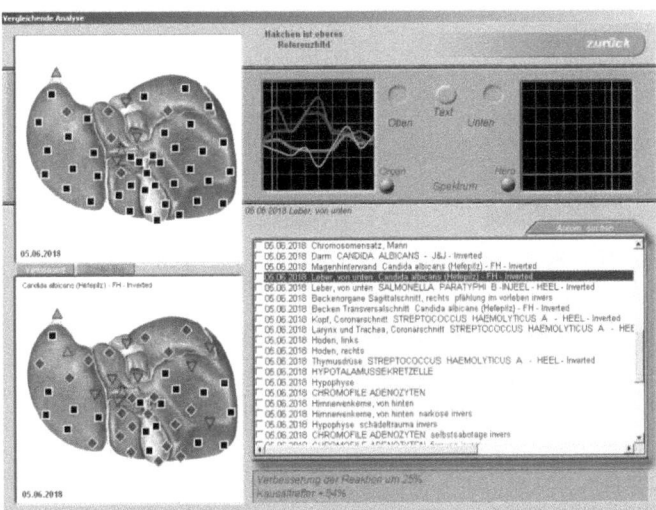

Abb. 31: *Leber von unten: Schwere energetische Störung, bei Invertierung von Candida albicans kommt es zu einer Verbesserung des energetischen Befundes um 29%, bei einer Kausaltrefferquote von nur 54%, d.h. es muss noch weitere Kausalitäten für die energetische Störung geben.*

31

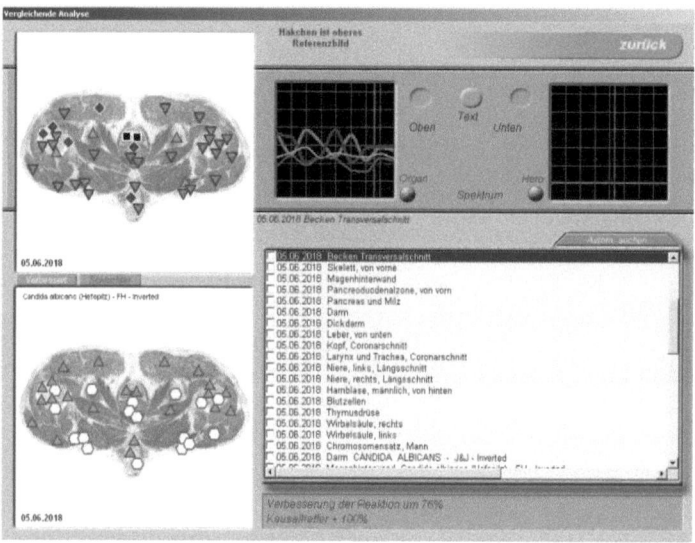

Abb. 32: *Leber von unten: Deutliche energetische Störung, bei Invertierung von Candida albicans kommt es zu einer Verbesserung des energetischen Befundes um 76%, bei einer Kausaltrefferquote von 100%, was verwundert, wenn man die vorherigen Befunde auf Darm und Leber berücksichtigt.*

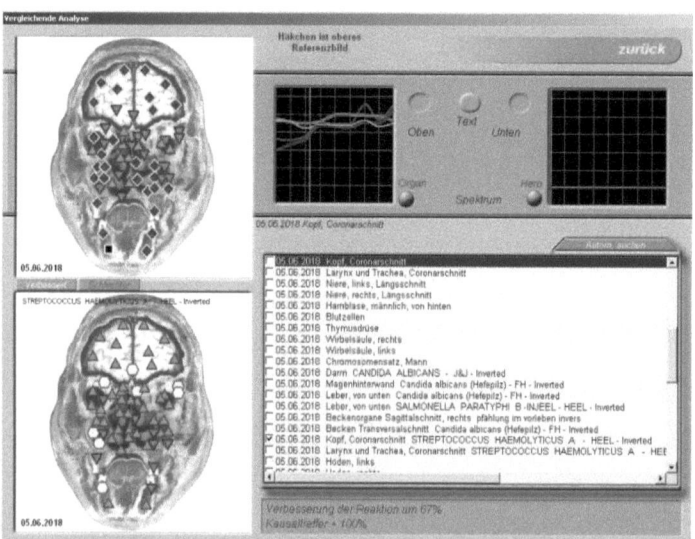

Abb. 33: *Kopf Coronarschnitt: Deutliche energetische Störung, bei Invertierung von Streptococcus haemolyticus kommt es zu einer Verbesserung des energetischen Befundes um 67%.*

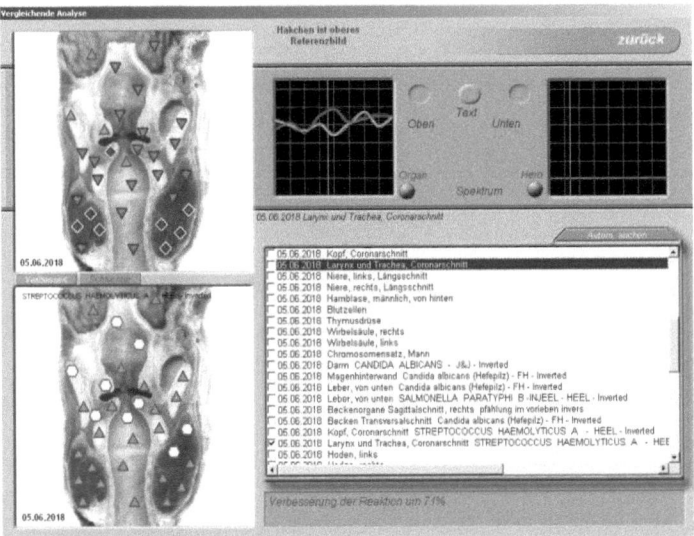

Abb. 34: *Larynx und Trachea Coronarschnitt: Deutliche energetische Störung, bei Invertierung von Streptococcus haemolyticus kommt es zu einer Verbesserung des energetischen Befundes um 74%.*

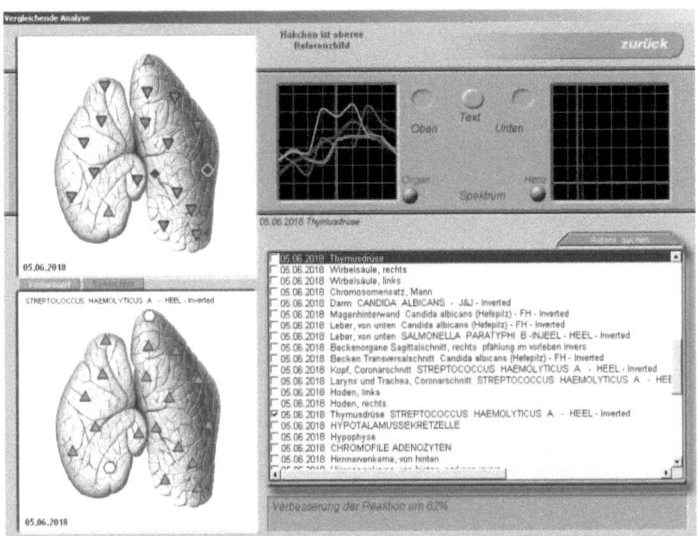

Abb. 35: *Thymusdrüse: Energetische Störung, bei Invertierung von Streptococcus haemolyticus kommt es zu einer Verbesserung des energetischen Befundes um 62%.*

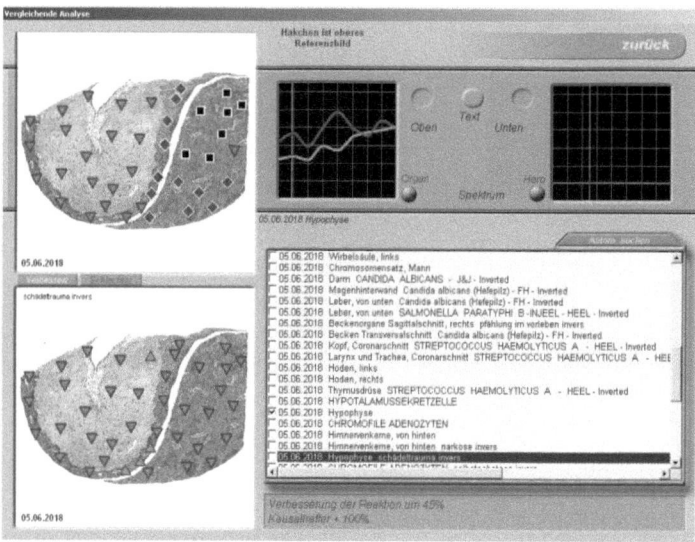

Abb. 36: *Hypophyse: Energetische Störung, bei Invertierung von Schädeltrauma kommt es zu einer Verbesserung des energetischen Befundes um 45%.*

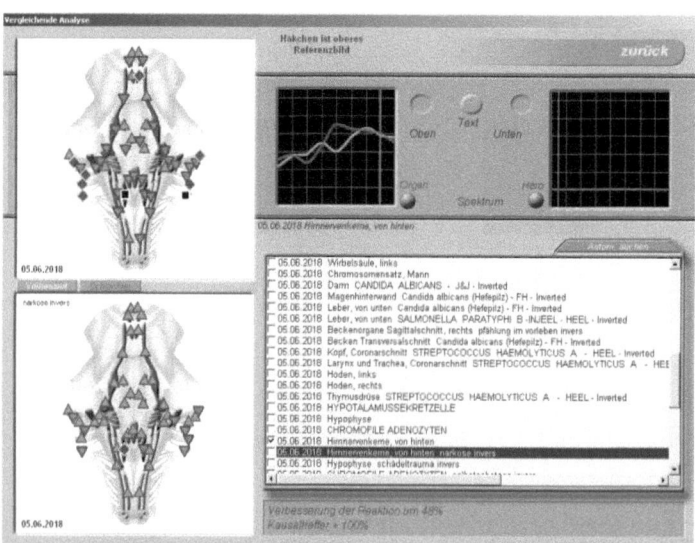

Abb. 37: *Hirnstamm und Hirnnervenkerne von hinten: Energetische Störung, bei Invertierung von Narkose kommt es zu einer Verbesserung des energetischen Befundes um 48%. Ganz offensichtlich besteht somit eine energetische Schädigung durch Narkosen in der Vergangenheit, der Patient berichtet von mehreren Operationen auf Grund diverser Unfälle.*

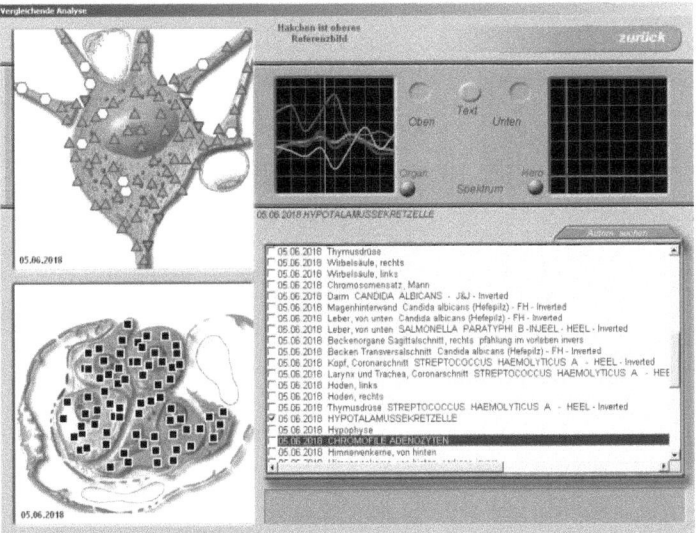

Abb. 38: *Hypothalamussekretzelle und chromophile Adenozyten: Normalbefund der Hypothalamussekretzelle, schwere energetische Störung der chromophile Adenozyten.*

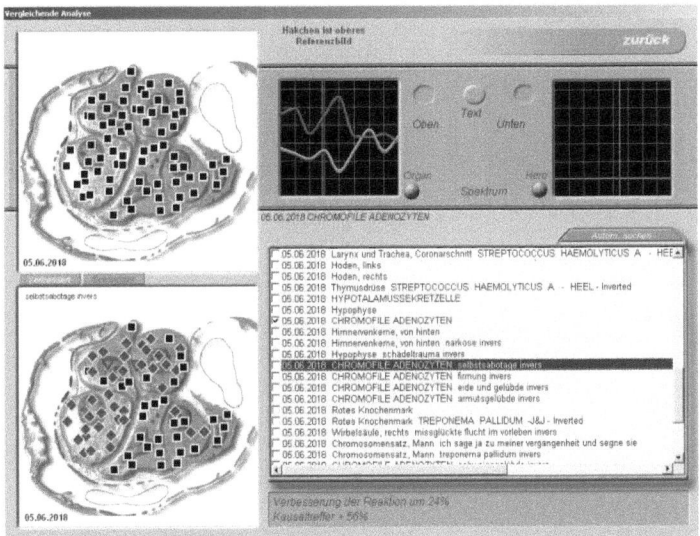

Abb. 39: *Chromophile Adenozyten: Bei Invertierung von Selbstsabotage kommt es zu einer Verbesserung des energetischen Befundes um 24%, bei einer Kausal-trefferquote von nur 56%, ganz offensichtlich kein Volltreffer.*

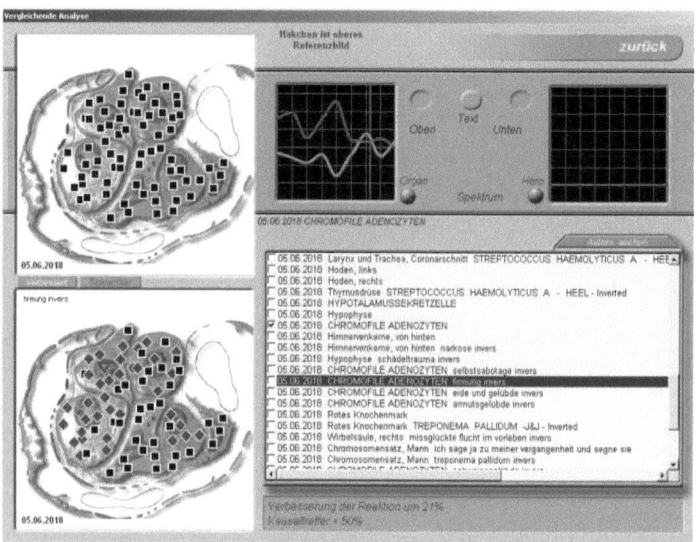

Abb. 40: *Chromophile Adenozyten: Bei Invertierung von Firmung kommt es zu einer Verbesserung des energetischen Befundes um 21%, bei einer Kausal-trefferquote von nur 50%, ganz offensichtlich kein Volltreffer.*

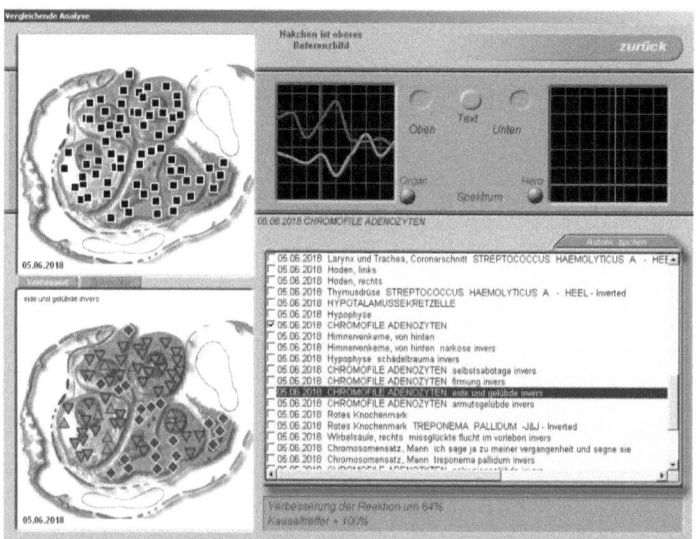

Abb. 41: *Chromophile Adenozyten: Bei Invertierung von Eide und Gelübde kommt es zu einer Verbesserung des energetischen Befundes um 64%, bei einer Kausaltrefferquote von 100%, somit ein relevantes Ergebnis.*

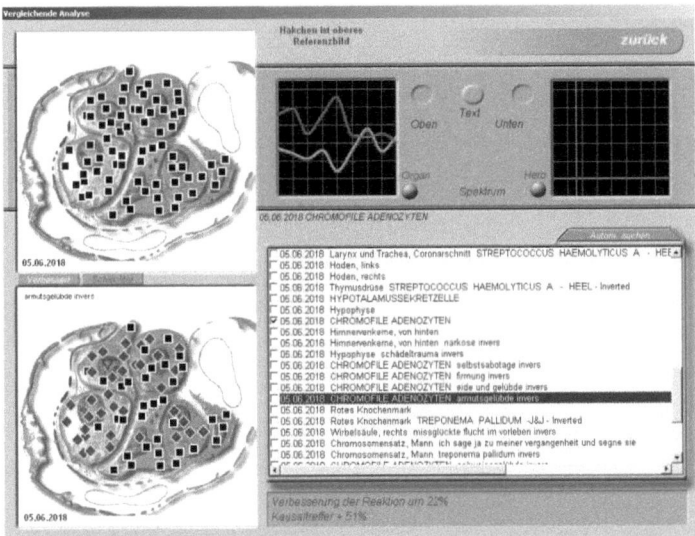

Abb. 42: Chromophile Adenozyten: Bei Invertierung von Armutsgelübde kommt es zu einer Verbesserung des energetischen Befundes um 22%, bei einer Kausal-trefferquote von nur 51%, ganz offensichtlich kein Volltreffer.

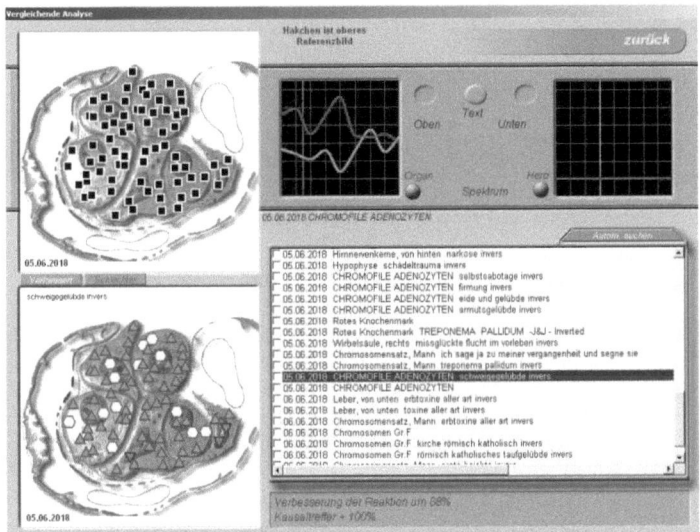

Abb. 43: Chromophile Adenozyten: Bei Invertierung von Schweigegelübde kommt es zu einer Verbesserung des energetischen Befundes um 88%, bei einer Kausaltrefferquote von 100%, ein Volltreffer.

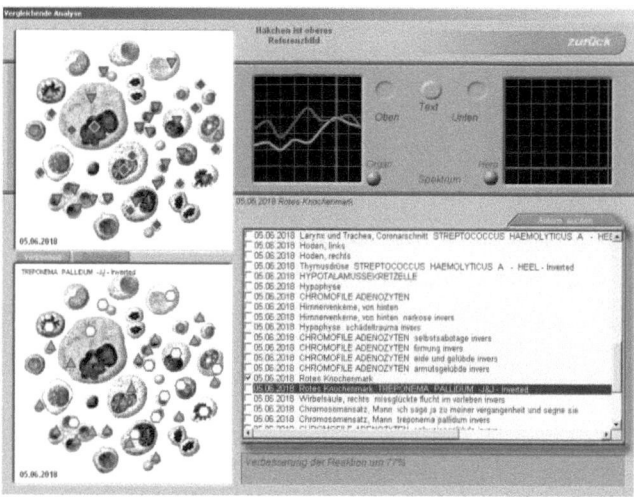

Abb. 44: *Rotes Knochenmark: Bei Invertierung von Treponema pallidum kommt es zu einer Verbesserung des energetischen Befundes um 77%, ein sehr hoher Wert. Und urplötzlich schlägt die Stimmung beim Patienten um, er berichtet nicht nur von zahlreichen Unfällen, sondern von seinen Suizidabsichten, von denen zuvor nicht einmal im Ansatz die Rede war.*

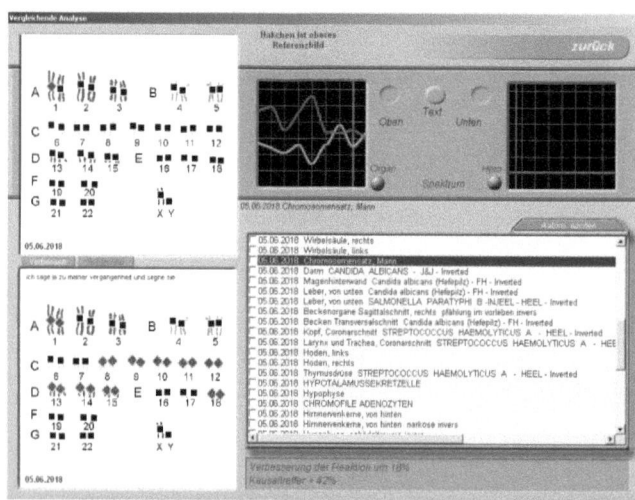

Abb. 45: *Chromosomensatz Mann: Eine schwere energetische Belastung, ein Maximalbefund, wie man das selten sieht. Bei Eingabe von „Ich sage Ja zu meiner Vergangenheit und segne sie" kommt es zu einer Verbesserung des energetischen Befundes um nur 18% bei einer Kausaltrefferquote von nur 42%.*

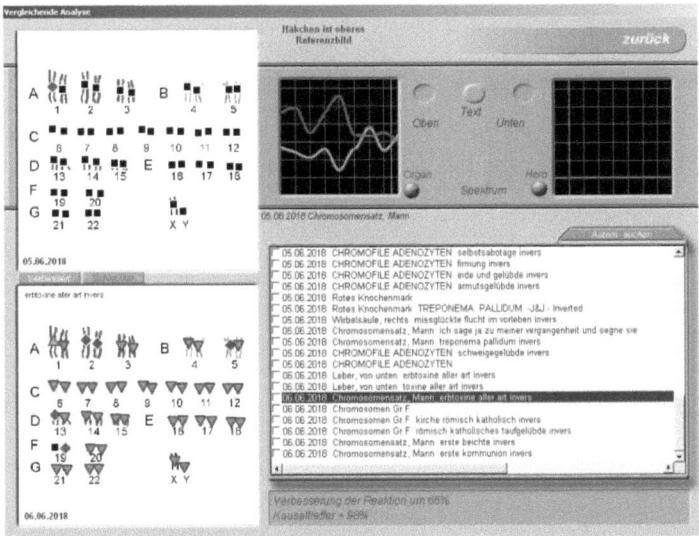

Abb. 46: Chromosomensatz Mann: Bei Invertierung von Erbtoxinen aller Art kommt es zu einer Verbesserung des energetischen Befundes um 66%, bei einer Kausaltrefferquote von 98%. Erläuterungen zu Erbtoxinen finden Sie in der anschließenden Bewertung.

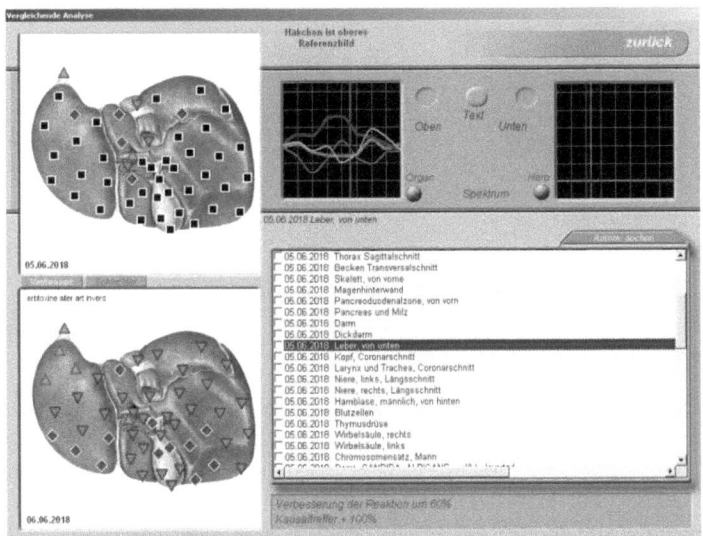

Abb. 47: Leber von unten: Bei Invertierung von Erbtoxinen aller Art kommt es zu einer Verbesserung des energetischen Befundes um 60%, bei einer Kausaltrefferquote von 100%. Ganz offensichtlich ist das der zentrale Mechanismus.

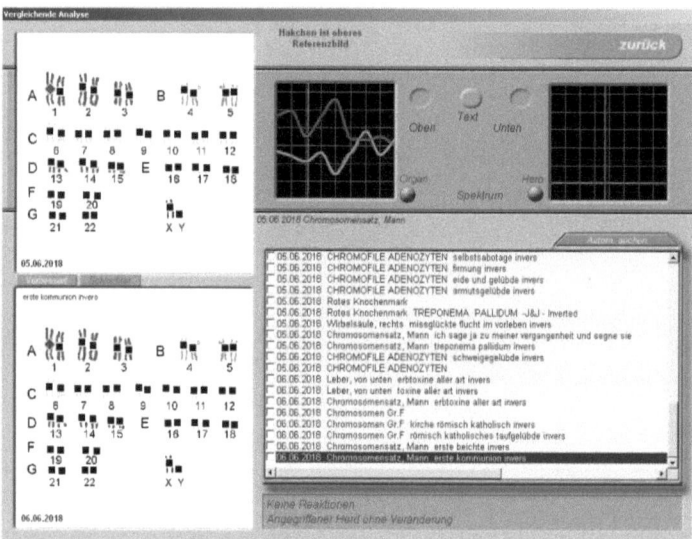

Abb. 48: *Chromosomensatz Mann: Nachdem noch keine Kausaltrefferquote von 100% erreicht wurde, wird weiter getestet. Bei Invertierung von Erste Kommunion kommt es zu keiner Verbesserung, die Hypothese ist zu verwerfen.*

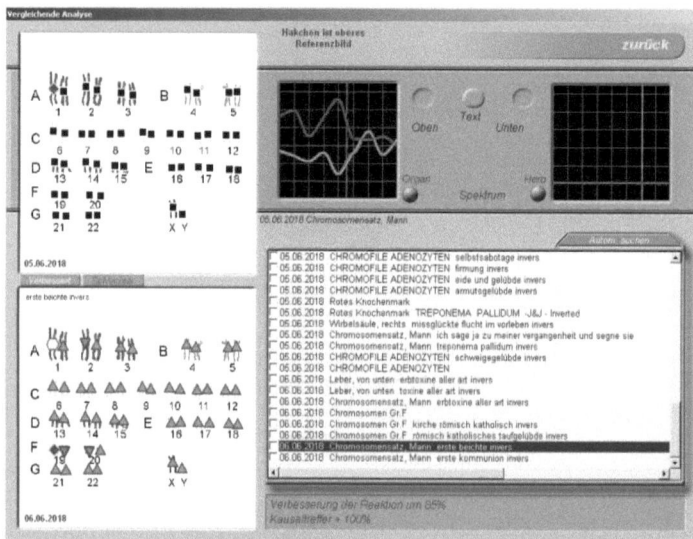

Abb. 49: *Chromosomensatz Mann: Bei Invertierung von Beichte verbessert sich der energetische Befund um sage und schreibe 85%, bei einer Kausaltrefferquote von 100%.. Der Patient beschreibt eindrucksvoll, wie er mit der katholischen Kirche gebrochen habe, weil er seinerzeit die Beichten als so belastend*

empfunden habe. „Die wollten von mir alles wissen, aber ich habe die von vorn bis hinten belogen." Dass das Lügen an sich nicht funktioniert, sondern eine energetische Folge nach sich zieht, zeigt dieses Bild eindrucksvoll. Gleichzeitig besteht nach Invertierung immer noch eine Dunkelfärbung auf Chromosom 19, was eine typische energetische Belastung durch die katholische Kirche darstellt.

Bewertung: Dieser Fall ist beeindruckend, weil er zeigt, wie sehr selbst ein erfahrener Aurachirurg sich täuschen bzw. in die Irre geführt werden kann. Angesichts der Tatsache, dass der Patient von Anbeginn der Stunde viel redet, seine Überlegungen fundiert erläutert und seine Position klar darlegt, war es für den Aurachirurgen nur schwer vorstellbar, dass ausgerechnet diese Person ein so erhebliches Schweigegelübde mit sich herumträgt. Der Fall zeigt, dass ein Schweigegelübde nicht zwingend mit Wenigsprechen verbunden sein muss, im Gegenteil, viele Patienten überkompensieren ihr Schweigegelübde dadurch, dass sie besonders viel reden. Untersucht man aber die Inhalte des Gesprochenen, dann wird einem auffallen, dass sie über alles reden, nur nicht über das, worüber sie im Sinne des Schweigegelübdes schweigen sollen. Über diese Inhalte werden sie nie sprechen. Als Arzt läuft man dann Gefahr, dass man sich mit dem Patienten über redundante Inhalte auseinandersetzt und nicht an den Kern des Problems kommt. Die Essenz seiner seelischen Not und Störung bleibt unbehandelt, weshalb Patienten mit einem Schweigegelübde eben typischerweise von Arzt zu Arzt laufen, Therapie nach Therapie versuchen, alles umsonst, weil sie letztlich immer vom Kernproblem unbewusst und unabsichtlich ablenken. Patienten mit einem Schweigegelübde fallen häufig von vornherein bereits beim Betreten des Behandlungszimmers und bei der Begrüßung als etwas verhalten, nachdenklich oder gar als schweigsam auf, jedoch ist diese keineswegs garantiert. Manche stürmen regelrecht in den Behandlungsraum, treten vermeintlich selbstbewusst auf und reden ohne Unterlass, und haben doch ein Schweigegelübde in sich. Spätestens wenn sie in der Prüfung der karmischen Muster nicht in Resonanz gehen und kein aurachirurgisches Manöver funktioniert, sollte der Aurachirurg kurz innehalten und einen Schritt geistig zurücktreten, um sich zu fragen, ob nicht doch ein Schweigegelübde besteht. Er kann dies entweder kinesiologisch oder in der NLS-Analyse über Testung der typischen Organstrukturen wie die Thymusdrüse oder die chromophilen Adenozyten prüfen. Besteht der Verdacht auf ein Schweigegelübde, erhält der Patient einen Zettel, auf dem schrieben steht: „Schweigegelübde * (-1)". In vielen Fällen, keineswegs in allen Fällen, funktioniert diese Form der Umprogrammierung im Bewusstsein des Patienten und die aurachirurgischen Prüfungen auf karmische Muster sowie deren Behandlungen gelingen. Das gleiche gilt für alle anderen Behandlungen, seien diese aurachirurgisch oder konventionell, sobald das Schweigegelübde dann mittels Auflösungsurkunde und Auflösungsspruch erfolgreich behoben ist.

Der vorliegende Fall ist auch deshalb so beeindruckend, weil ein zuvor höchst formell freundlicher und bestimmt auftretender Mensch so urplötzlich die Stimmung ändert und in ein selbstaggressives Verhalten wechselt. Als das Schweigegelübde gelöst ist, ist die Änderung evident. Als der Patient mit seiner Belastung durch Treponema pallidum auf dem Knochenmark konfrontiert wird, offenbart sich für den Aurachirurgen plötzlich ein ganz anderes Bild, ein höchst suizidal wirkender Mensch, der ganz offensichtlich schon mehrfach mit dem Gedanken gespielt hat, sich das Leben zu nehmen. Auch die vielen Unfälle, die er im Laufe der vielen Jahre hatte, wirken plötzlich nicht mehr als einfache Unfälle, sondern als missglückte suizidale Akte.

Erbtoxine: Viele der Krankheiten unsere Vorfahren wie Lues, Tuberkulose, Gonorrhoe, Psorinum (Krätzmilbe) hinterlassen ihre Spuren am Genmaterial, was in der NLS-Analyse entsprechend nachgewiesen werden kann. Für viele klinisch sichtbare angeborene Erbkrankheiten gibt es bestimmte Genveränderungen, die von der Wissenschaft festgestellt wurden. Aber es existieren wohl noch viel mehr Störungen im Erbgut, die bislang nicht zugeordnet werden können, z.B. durch Krankheiten oder auch Umweltgifte.

Demenz

Anamnese: Patientin, 78 Jahre alt, kommt in die Behandlung wegen einer fortschreitenden Demenz mit Stimmungsproblemen. Die Symptomatik habe sich vor etwa einem Jahr entwickelt, seitdem werde es zunehmend schlechter. Nach Angaben der Angehörigen leide die Patientin unter einem Morgentief, sei tagsüber sehr müde und zu nichts mehr motiviert. Die Patientin hat sich zeitlebens als Hausfrau um die Familie gekümmert. Sehr zu leiden habe sie unter dem Weggang der Tochter, die vor 30 Jahren im Alter von 18 Jahren von zuhause ausgezogen sei und sich einer religiösen Sekte angeschlossen habe. Seitdem bestehe keine Verbindung mehr zu der Tochter, was alle Angehörigen, aber insbesondere die Patientin, sehr betrübe. Ein Problem seien ihre Zähne, von denen viele ausgefallen seien, und wo die Zahnärztin das Problem habe, dass auf Grund des Knochenschwunds im Kiefer keine Prothese mehr halte. Die Frage wird gestellt, ob man hier aurachirurgisch etwas tun könne. Auch leide die Patientin unter einer zunehmenden Inkontinenz, und sie werde immer schwerhöriger, ein Zustand, der auch das letzte Jahr deutlich zugenommen habe.

Aurachirurgie: In der aurachirurgischen Exploration zeigt sich kein auffälliger Befund. Insbesondere finden sich keine eindeutigen karmischen Belastungen.

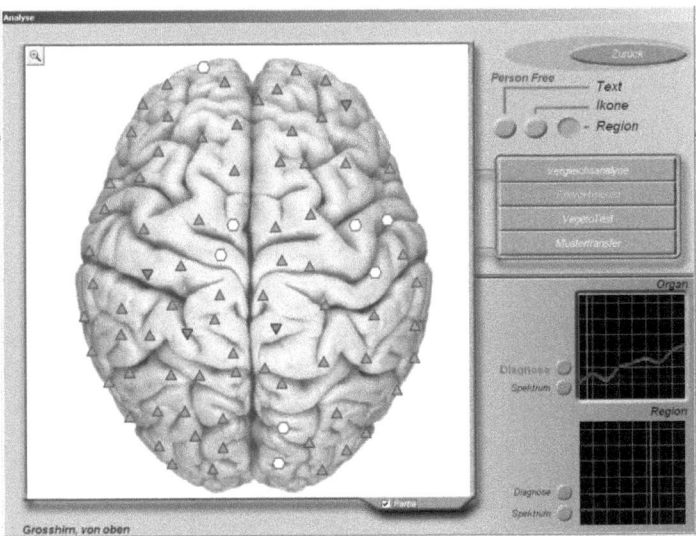

Abb. 50: *Großhirnhemisphäre: Unauffälliger energetischer Befund, nur einzelne Dreiecke nach unten, von daher keine Hinweise auf eine organische Störung im Sinne einer Demenz.*

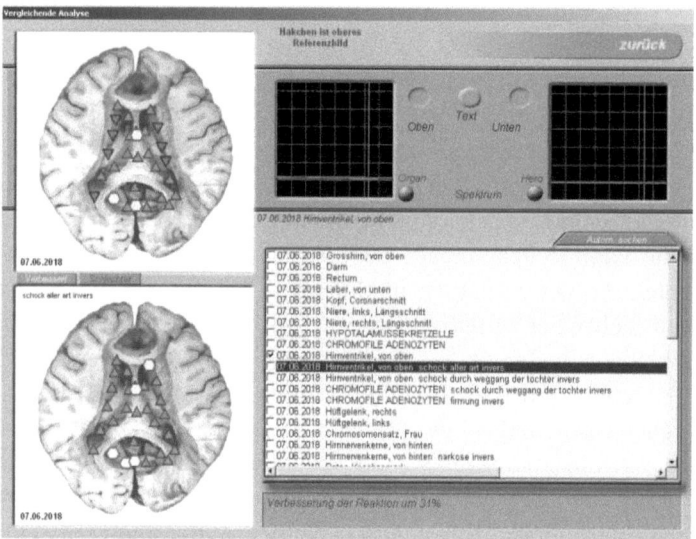

Abb. 51: *Hirnventrikel von oben, bei Invertierung von Schock aller Art tuberculosis kommt es zu einer Verbesserung des energetischen Befundes um 31%. Dieser Befund passt zu der Schilderung mit der Tochter in der Anamnese.*

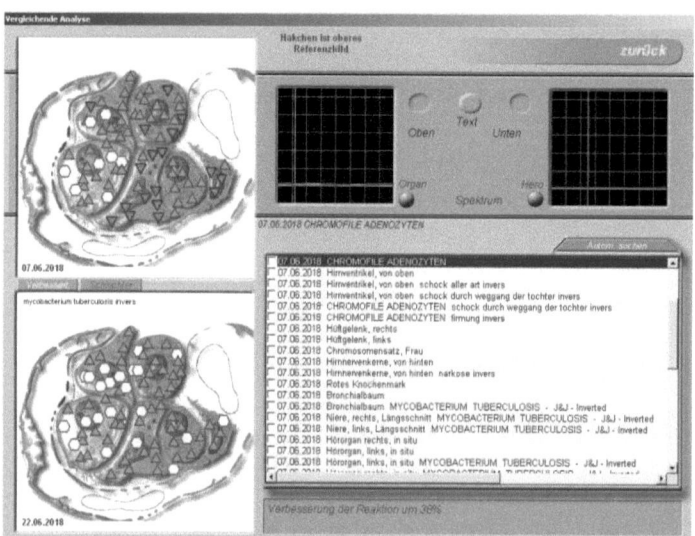

Abb. 52: *Chromophile Adenozyten: Energetische Schwäche, insbesondere im Nebennierenbereich (Mitte unten), bei Invertierung von Mycobacterium tuberculosis kommt es zu einer Verbesserung des energetischen Befundes um 38%. Aber auch der Schilddrüsenbereich links oben ist deutlich verbessert.*

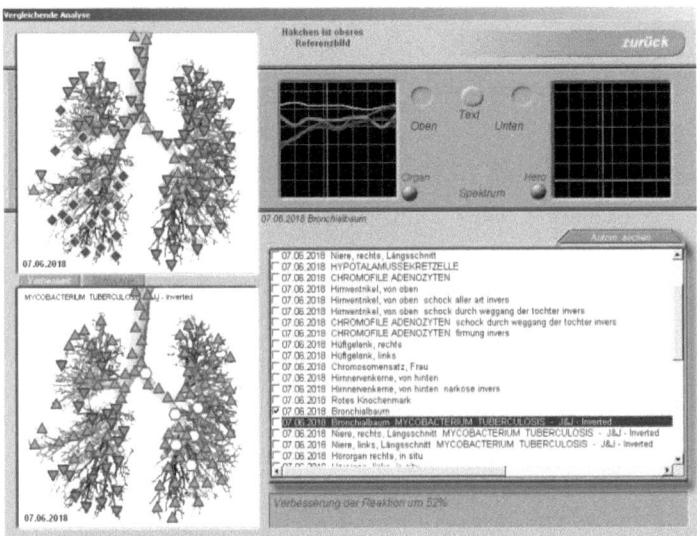

Abb. 53: *Bronchialbaum: Energetische Belastung, bei Invertierung von Mycobacterium tuberculosis kommt es zu einer Verbesserung des energetischen Befundes um 52%. Bronchopulmonale Symptome bestehen keine, auffällig sind die roten Backen der Patientin.*

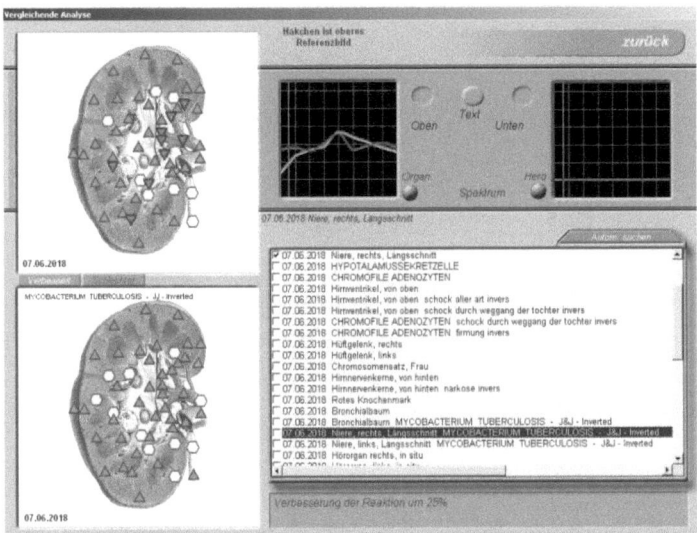

Abb. 54: *Niere rechts: Diskrete energetische Belastung, bei Invertierung von Mycobacterium tuberculosis kommt es zu einer Verbesserung des energetischen Befundes um 25%.*

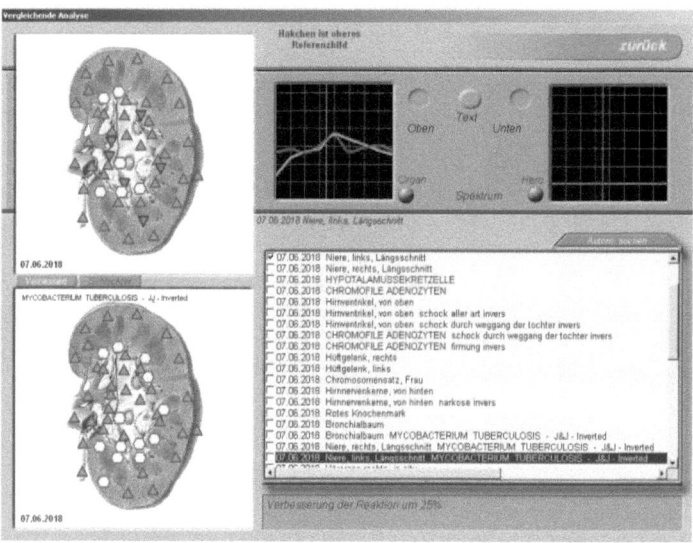

Abb. 55: *Niere links: Diskrete energetische Belastung, bei Invertierung von Mycobacterium tuberculosis kommt es zu einer Verbesserung des energetischen Befundes um 25%.*

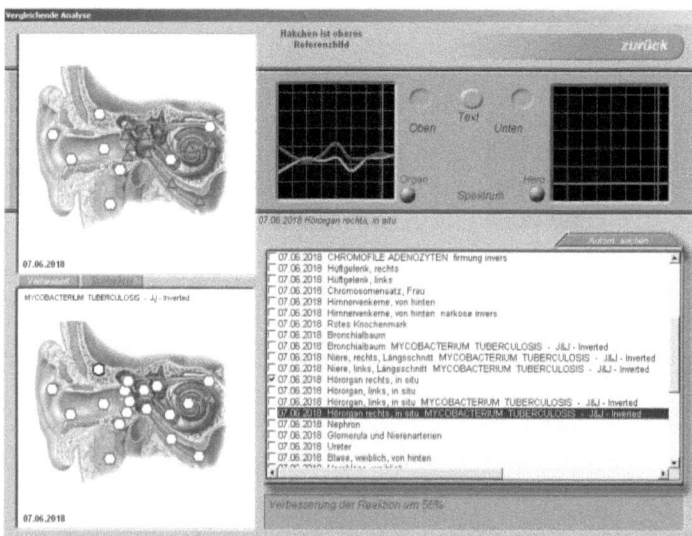

Abb. 56: *Hörorgan rechts: Energetisch guter Ausgangsbefund, bei Invertierung von Mycobacterium tuberculosis kommt es überraschend zu einer deutlichen Verbesserung des energetischen Befundes um 55%, passend zu der geschilderten Schwerhörigkeit.*

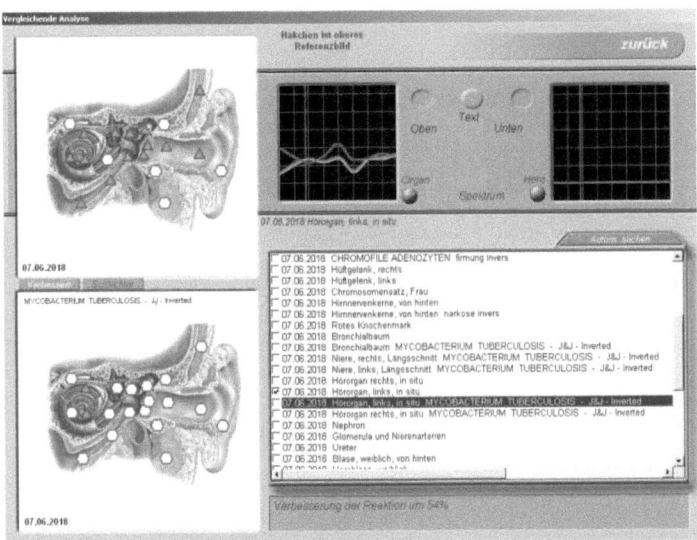

Abb. 57: *Hörorgan links: Energetisch guter Ausgangsbefund, bei Invertierung von Mycobacterium tuberculosis kommt es überraschend zu einer deutlichen Verbesserung des energetischen Befundes um 54%, passend zu der geschilderten Schwerhörigkeit.*

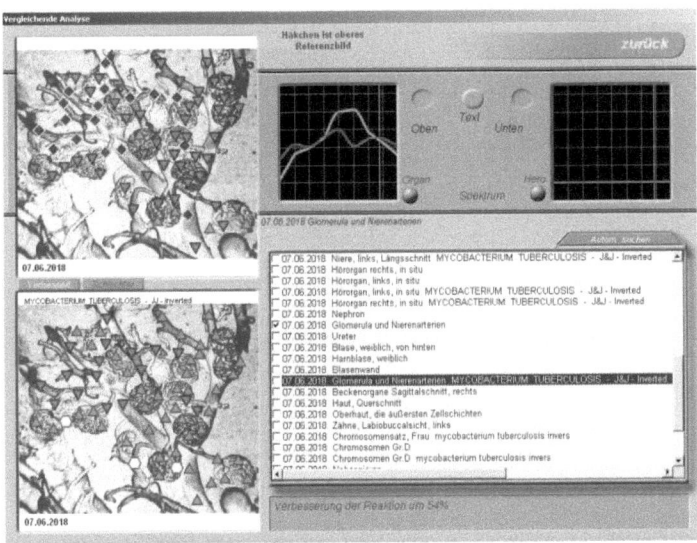

Abb. 58: *Glomerula und Nierenarterien: Energetische Belastung, bei Invertierung von Mycobacterium tuberculosis kommt es zu einer Verbesserung des energetischen Befundes um 54%.*

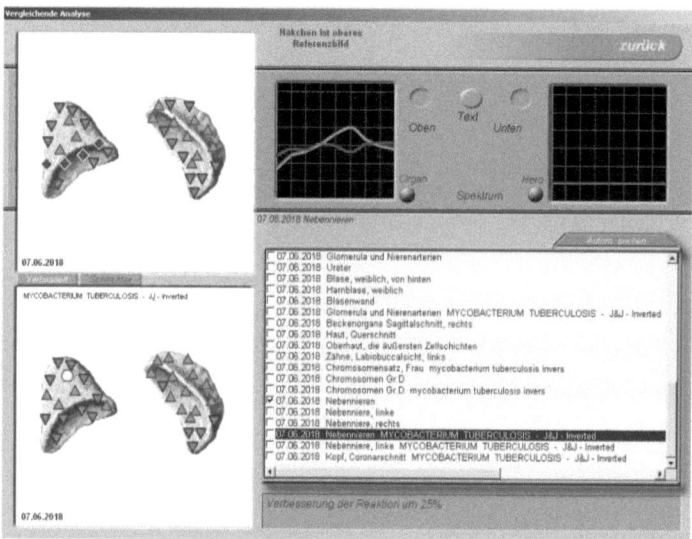

Abb. 59: *Nebennieren: Energetische Belastung, bei Invertierung von Mycobacterium tuberculosis kommt es zu einer Verbesserung des energetischen Befundes um 25%.*

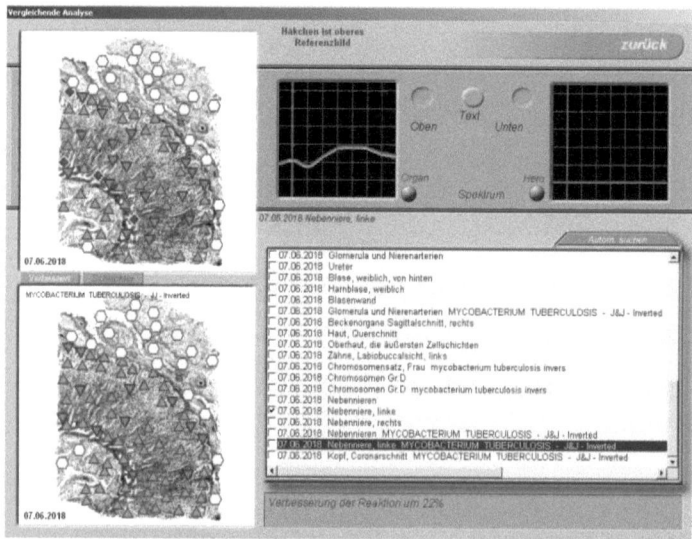

Abb. 60: *Nebenniere links: Energetische Schwäche in der Nebennierenrinde, bei Invertierung von Mycobacterium tuberculosis kommt es zu einer Verbesserung des energetischen Befundes um 22%.*

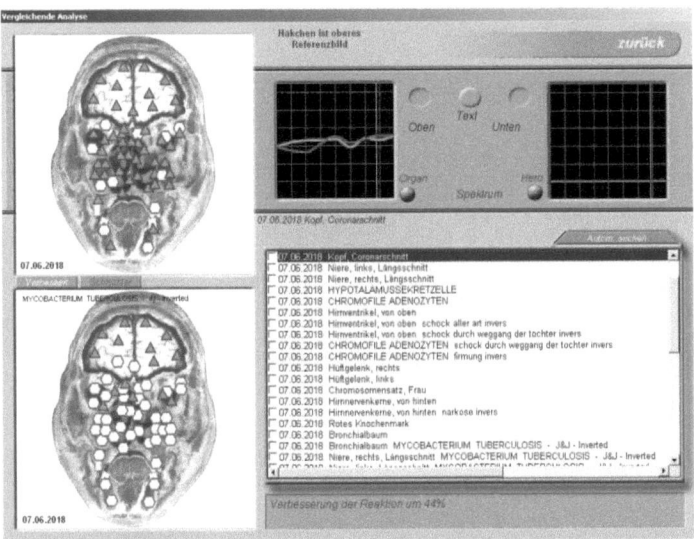

Abb. 61: *Kopf Coronarschnitt: Energetische zunächst unauffälliger, bei Invertie-rung von Mycobacterium tuberculosis kommt es zu einer Verbesserung des energetischen Befundes um deutliche 44%, die Knochen der Nebenhöhlen und im Kieferbereich sowie die Zähne wirken gestärkt.*

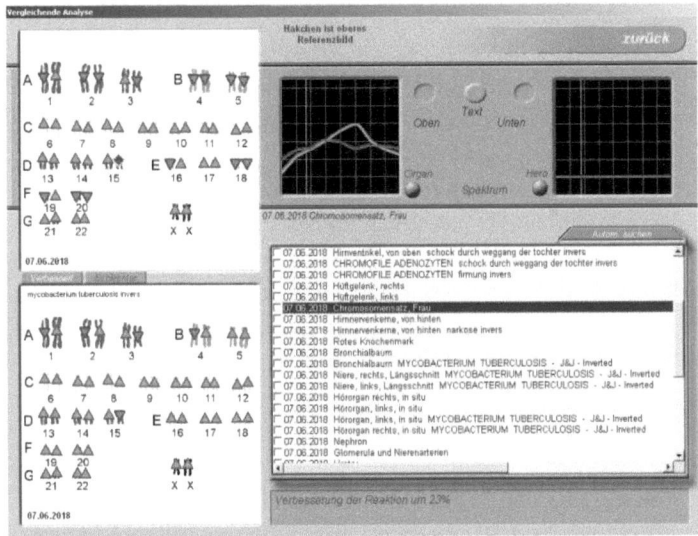

Abb. 62: *Chromosomen Gruppe D: Energetische Belastung auf Chromosom 15, bei Invertierung von Mycobacterium tuberculosis kommt es zu einer Verbesse-rung des energetischen Befundes um 23%.*

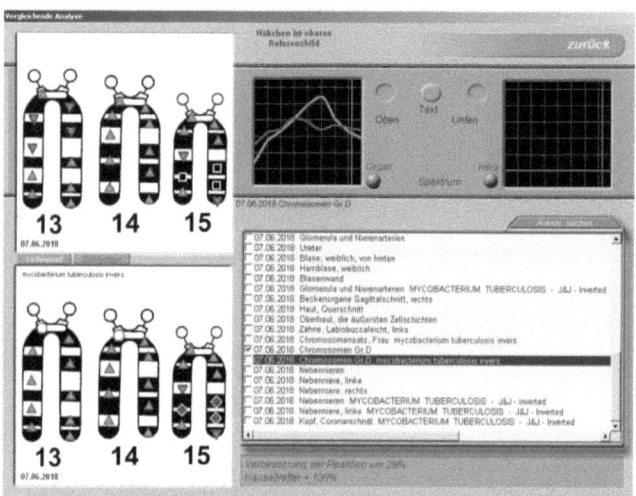

Abb. 63: Chromosomen Gruppe D: Energetische Belastung auf Chromosom 15, bei Invertierung von Mycobacterium tuberculosis kommt es zu einer Verbesserung des energetischen Befundes um 29%. Je „tiefer" man in der NLS-Analyse ins Detail geht, desto prägnanter kommen die Befunde zum Vorschein. Im vorherigen Bild waren es 23%, im Detailbild 29%.

Bewertung: Diese Patientin präsentiert nach der TCM-Logik das Vollbild einer energetischen Störung im Element Wasser, zu dem die Organe die Nieren, die Nebennieren und die Blase, als Sinnesorgan die Ohren, als Gewebsstruktur die Knochen und als Emotion die Angst gehören. Alle Aspekte sind betroffen: Der Knochenschwund im Kieferbereich, der eine Versorgung mit einer Prothese so schwierig macht. Die zunehmende Inkontinenz, bedingt durch die energetische Schwäche der Blase. In der ältesten schriftlichen Aufzeichnung, dem Neijing steht: Die Willensstärke ist abhängig von der Nierenenergie, die Niere bildet ein Energiereservoir für die inneren Organe, die reine geistige Energie des Menschen ist in den Nieren gespeichert. Das Gehirn erhält seine Energie von der Niere. Jenseits des altersentsprechenden Nachlassens des Nieren-Qi besteht bei dieser Patientin eine zusätzliche energetische Belastung durch das Miasma von Mycobacterium tuberculosis, das offensichtlich epigenetisch vererbt in der NLS-Analyse als energetische Störung auf dem Chromosom 15 gefunden werden kann. Die in der NLS-Analyse sichtbare Verbesserung des energetischen Befundes bei Invertierung durch Mycobacterium tuberculosis ist so zu verstehen, dass das Miasma der Tuberkulose die Niere belastet, und die Niere nach TCM-Logik im Element Wasser Auswirkung auf die Ohren hat. Das gleiche gilt für die knöchernen Strukturen im Gesichtsbereich und die Zähne. Nach homöopathischer Ausleitung wird die Patientin wieder deutlich alerter.

Todesangst

Anamnese: Der 59-jährige Patient kommt in die Praxis mit Todesangst. Vor 3 Jahren sei ihm nach einer Carcinomdiagnose die rechte Niere operativ entfernt worden. Immer habe er die Angst verspürt, auch die linke Niere könne bösartig erkranken, und tatsächlich, vor einem Jahr wurde auch auf der linken Niere im Bereich des Ureterabgangs ein bösartiger Tumor diagnostiziert. Mit viel Glück habe der Tumor nierenerhaltend operiert werden können, sonst wäre der Patient nach eigenen Angaben dialysepflichtig geworden und hätte als Tumorpatient auch keine Aussicht auf eine Transplantatniere gehabt. Inzwischen leide er unter einer Todesangst, die Angst, bald sterben zu müssen oder ein dialysepflichtiger Pflegefall zu werden. Die Gedanken ließen ihn nicht los, Tag und Nacht müsse er über das nachdenken, seine Lebensfreude sei stark eingeschränkt.

Aurachirurgie: In der aurachirurgischen Exploration findet sich das karmische Muster des Sklavenjochs, der missglückten Flucht sowie der Schwarzen Magie. Bei letzterer zeigt sich insbesondere eine deutliche Resonanz am Hals und beim Zug am virtuellen Draht zwischen den Beinen, entsprechend der Lebensangst und dem Lebensversagen, was vom Patienten unmittelbar bestätigt wird. Immer wieder habe er im Lauf seines Lebens schwere Versagensängste gehabt, beruflich wie privat, auch Sprechblockaden seien ihm bekannt und würden als sehr lästig empfunden. Alle karmischen Muster werden erfolgreich aufgelöst.

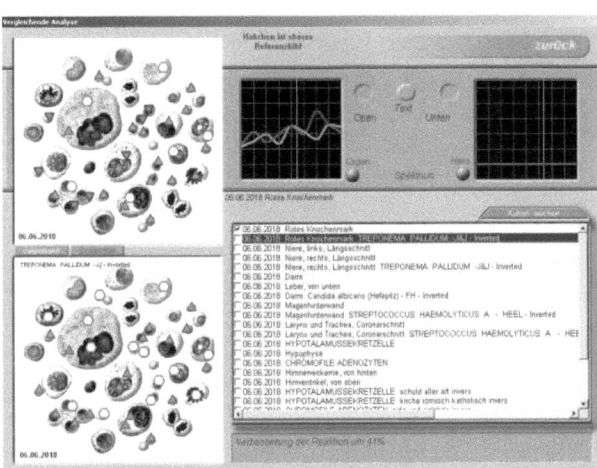

Abb. 64: Rotes Knochenmark: Unauffälliger energetischer Ausgangsbefund, bei Invertierung von Treponema pallidum kommt es zu einer überraschend deutlichen Verbesserung des energetischen Befundes um 41%. Treponema pallidum induziert bekanntlich ein Selbstzerstörungsprogramm mit Tumorbildungen.

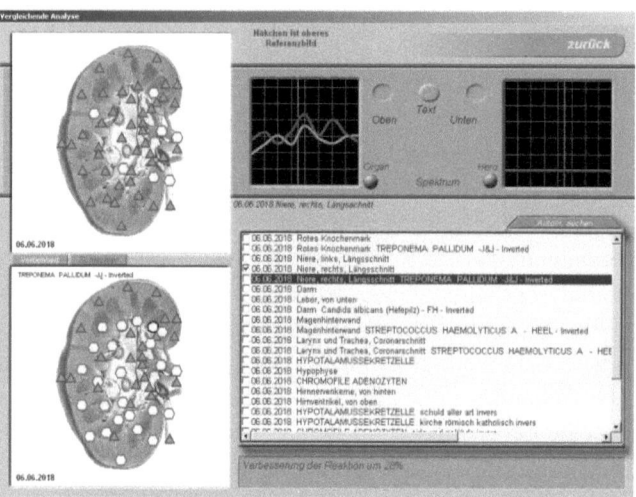

Abb. 65: *Niere rechts: Unauffälliger energetischer Ausgangsbefund, bei Invertierung von Treponema pallidum kommt es zu einer überraschend deutlichen Verbesserung des energetischen Befundes um 28%. Das Selbstzerstörungsprogramm liegt somit lokoregional direkt auf dem Organ, das durch den Tumor befallen war, obwohl es morphologisch an sich gar nicht mehr existiert.*

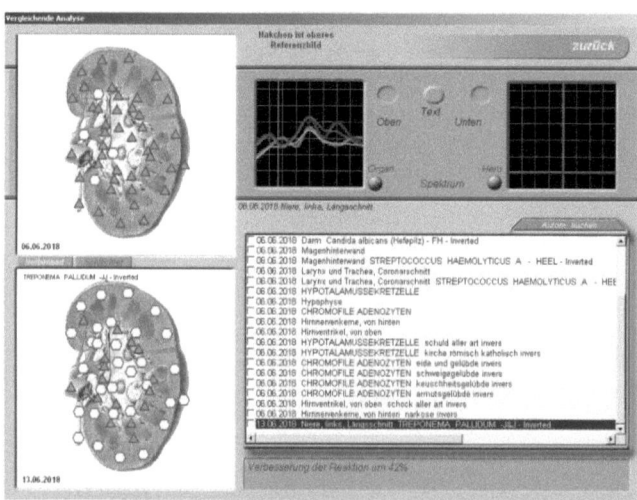

Abb. 66: *Niere links: Unauffälliger energetischer Ausgangsbefund, bei Invertierung von Treponema pallidum kommt es zu einer überraschend deutlichen Verbesserung des energetischen Befundes um 42%. Auch die ebenfalls operierte, aber morphologisch noch vorhandene linke Niere ist somit betroffen.*

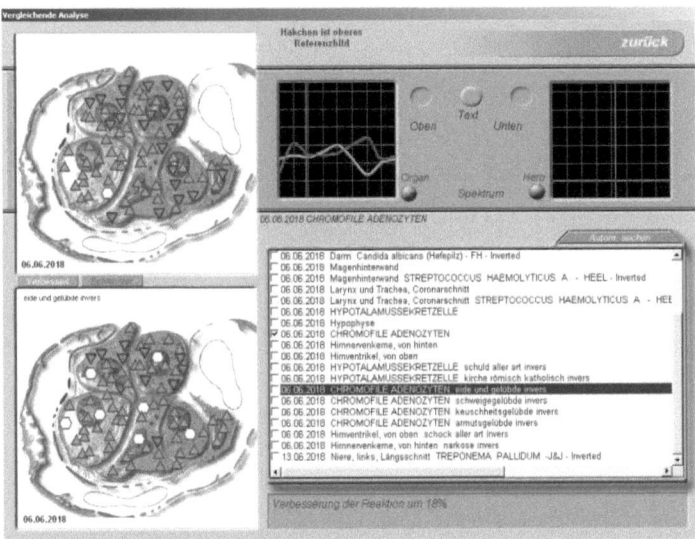

Abb. 67: *Chromophile Adenozyten: Mäßige energetische Belastung, bei Invertierung von Eiden und Gelübden kommt es zu einer Verbesserung des energetischen Befundes um 18%. Es besteht somit eine erkennbare Belastung.*

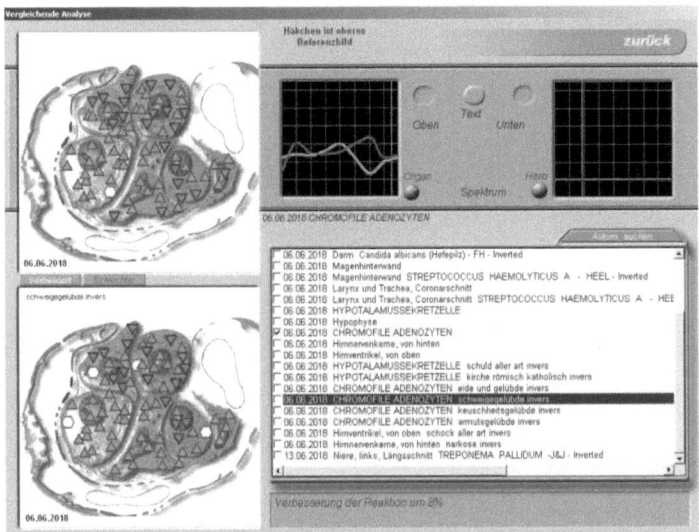

Abb. 68: *Chromophile Adenozyten: Bei Invertierung von Schweigegelübde kommt es zu einer Verbesserung des energetischen Befundes um 8%. Ganz offensichtlich ist das Schweigegelübde nur sehr gering ausgeprägt.*

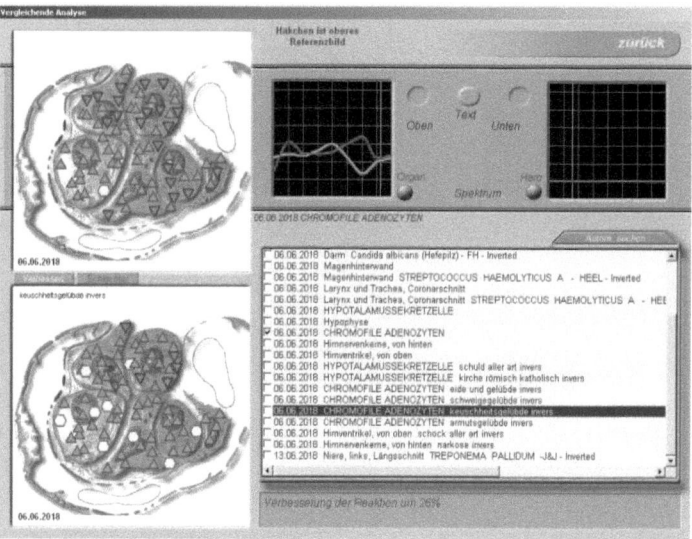

Abb. 69: *Chromophile Adenozyten: Bei Invertierung von Keuschheitsgelübde kommt es zu einer Verbesserung des energetischen Befundes um 26%. Der Patient leidet somit unter einem veritablen Keuschheitsgelübde.*

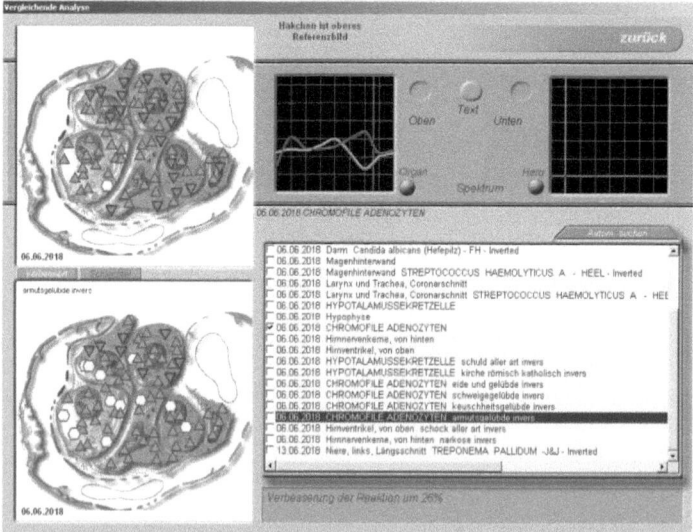

Abb. 70: *Chromophile Adenozyten: Bei Invertierung von Armutsgelübde kommt es zu einer Verbesserung des energetischen Befundes um 26%. Der Patient gibt hier unumwunden zu, dass ihm materieller Wohlstand nichts bedeute und er vielmehr sich vor der dadurch entstehenden Verantwortung zurückschrecke.*

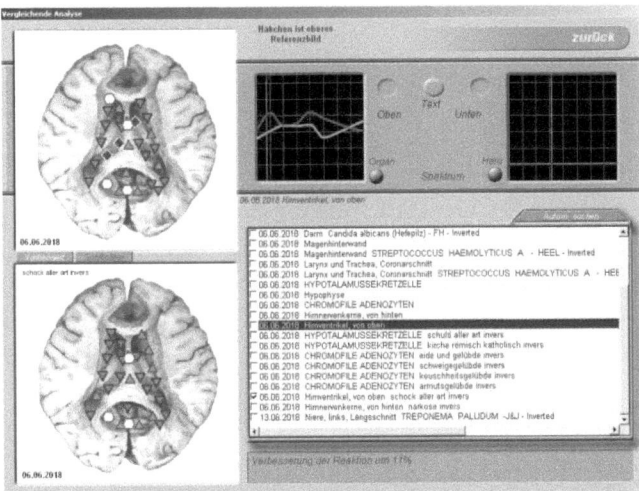

Abb. 71: *Hirnventrikel von oben: Energetische Belastung, bei Invertierung von Schock kommt es zu einer Verbesserung des energetischen Befundes um 11%. Der Patient beschreibt, dass ihn die Nachricht von der Erkrankung seiner Angebeteten an Chorea Huntington sehr getroffen habe.*

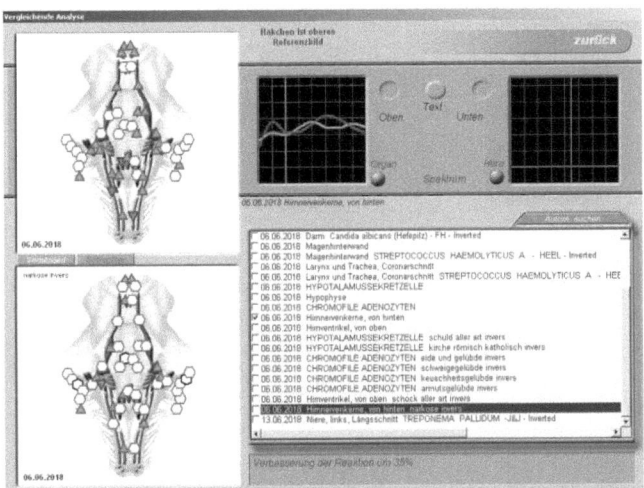

Abb. 72: *Hirnnervenkerne von hinten: Guter energetischer Ausgangsbefund, bei Invertierung von Narkose kommt es zu einer Verbesserung des energetischen Befundes um beachtliche 35%. Das zeigt die doch noch erhebliche energetische Belastung durch die zwei im Rahmen der Nierenoperationen durchgeführten Narkosen.*

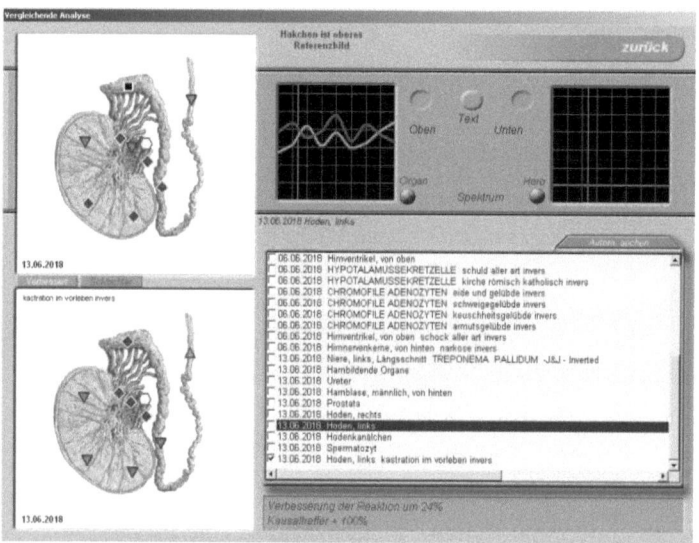

Abb. 73: *Hoden links: Deutliche energetische Belastung, bei Invertierung von Kastration im Vorleben kommt es zu einer Verbesserung des energetischen Befundes um 24%.*

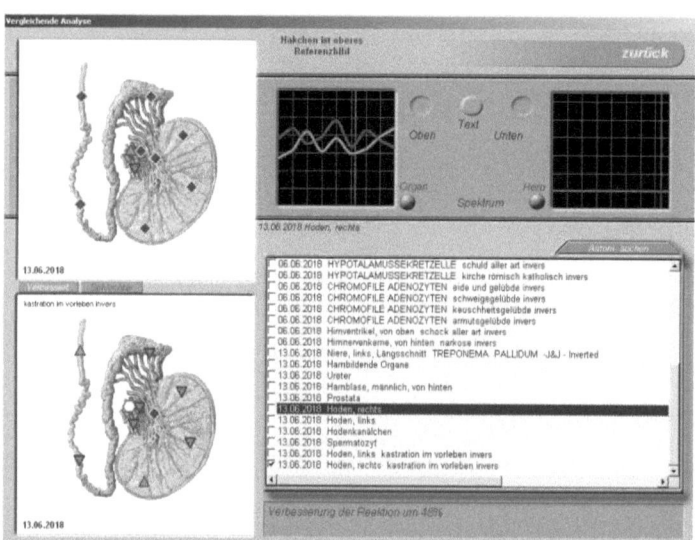

Abb. 74: *Hoden rechts: Deutliche energetische Belastung, bei Invertierung von Kastration im Vorleben kommt es zu einer Verbesserung des energetischen Befundes um 48%. Die Behandlung erfolgt durch aurachirurgische Refixation der Hoden und die Reanastomosierung des Ductus deferens am Anatomieatlas.*

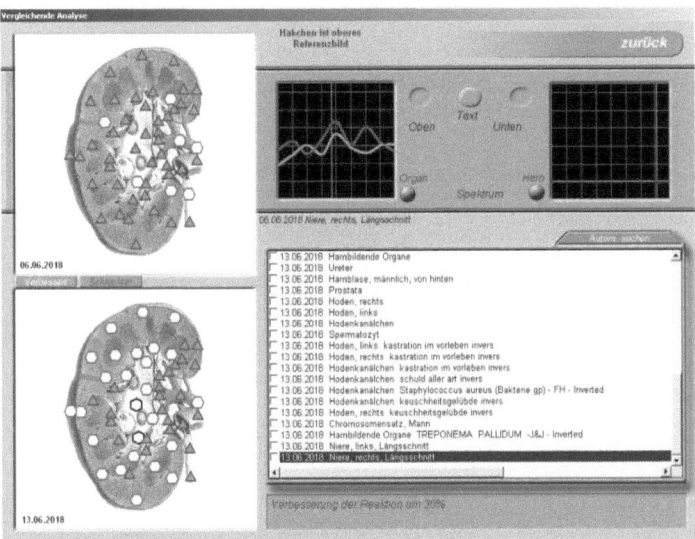

Abb. 75: Niere rechts: In der Nachmessung 7 Tage nach Therapiebeginn (ho-möopathische Ausleitung der Information von Treponema pallidum auf Globuli) zeigt sich eine Verbesserung des energetischen Befundes um 30%.

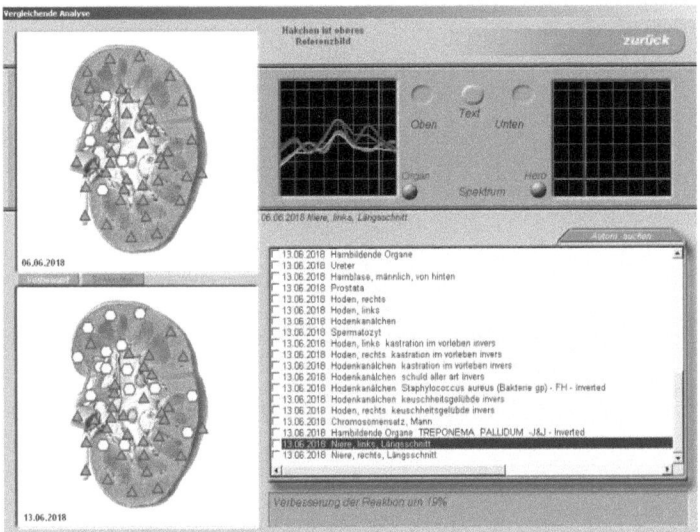

Abb. 76: Niere links: In der Nachmessung 7 Tage nach Therapiebeginn (homöo-pathische Ausleitung der Information von Treponema pallidum auf Globuli) zeigt sich eine Verbesserung des energetischen Befundes um 19%.

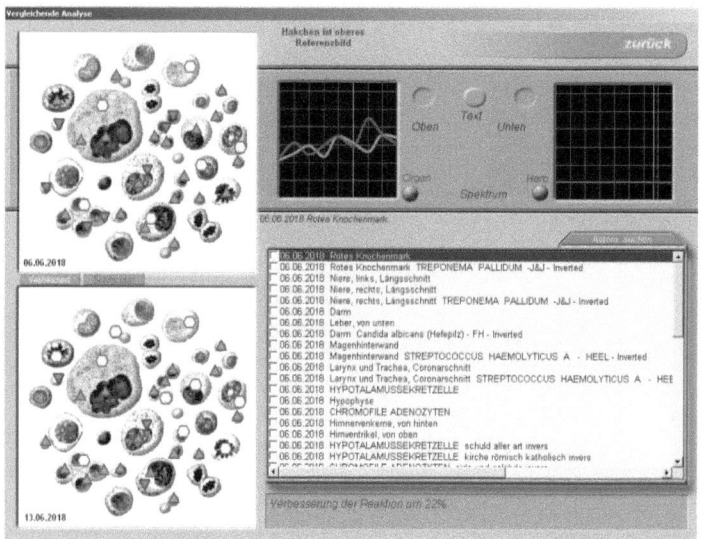

Abb. 77: *Rotes Knochenmark: In der Nachmessung Sieben Tage nach Therapiebeginn (Ausleitung der Information von Treponema pallidum auf Globuli) zeigt sich eine Verbesserung des energetischen Befundes um 22%.*

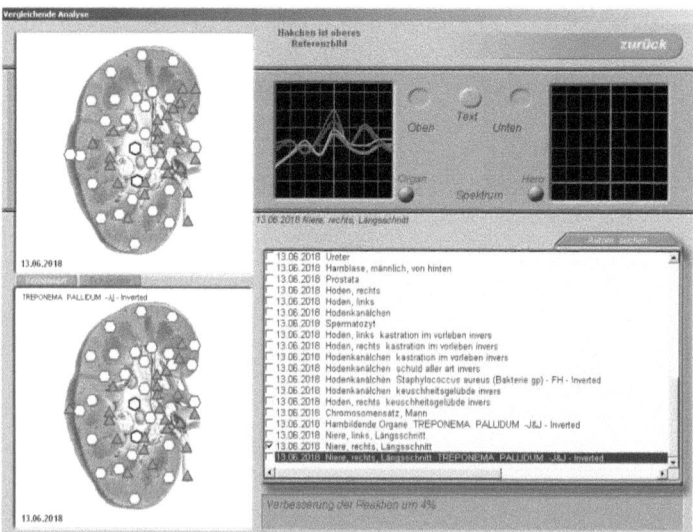

Abb. 78: *Niere rechts: Bei Invertierung von Treponema pallidum kommt es zu einer Verbesserung des energetischen Befundes um lediglich 4%, d.h. es ist mit keiner weiteren Verbesserung mehr zu rechnen.*

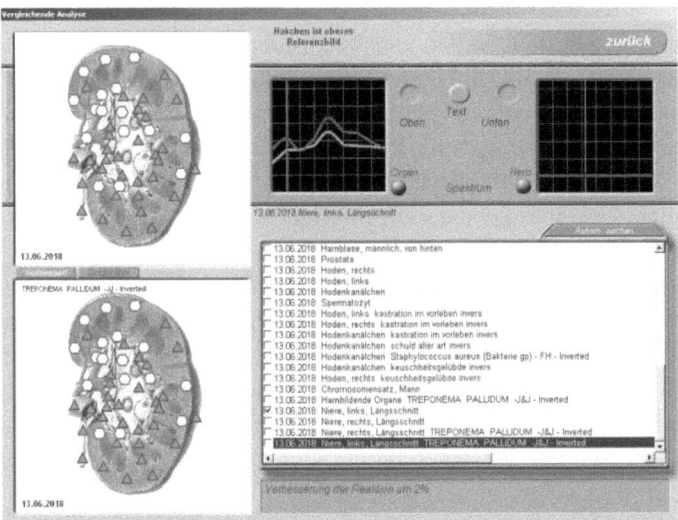

Abb. 79: *Niere links: Das gleiche gilt für die linke Niere. Bei Invertierung von Treponema pallidum kommt es zu einer Verbesserung des energetischen Befundes um lediglich 2%, d.h. es ist mit keiner weiteren Verbesserung mehr zu rechnen.*

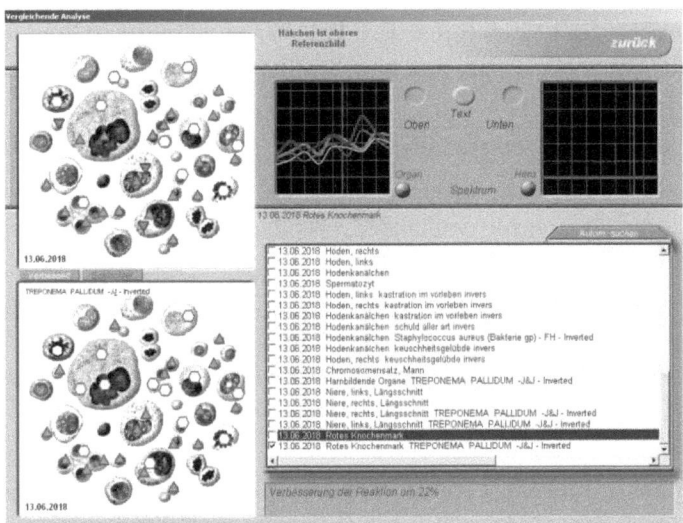

Abb. 80: *Rotes Knochenmark: Bei Invertierung von Treponema pallidum kommt es zu einer Verbesserung des energetischen Befundes um 22%, d.h. es ist mit einer weiteren Verbesserung des Befundes zu rechnen und die Ausleitungstherapie sollte entsprechend fortgesetzt werden.*

Bewertung: Dieser Fall zeigt, wie sich die homöopathische Ausleitungstherapie von Miasma Treponema pallidum an den entsprechenden Zielorganen auswirkt: Während nach einer Woche an beiden Nieren das endgültige Therapieziel bereits erreicht ist und eine weitere Ausleitungstherapie offensichtlich keine weiteren Verbesserungen bringt, verhält es sich im Roten Knochenmark anders. Dort ist erst die Hälfte der Wegstrecke zurückgelegt und das weitere Verbesserungspotenzial noch erheblich. Dieser Umstand entspricht der aurachirurgischen Erfahrung, die besagt, dass sich verschiedene Organsysteme mit unterschiedlicher Dynamik von den energetisch-informatorischen Belastungen durch karmische und/oder miasmatische Belastungen erholen, was in der NLS-Analyse gemessen werden kann. Die homöopathische Ausleitungstherapie von Miasma Treponema pallidum führt letztlich zu einer Beendigung des im Patienten laufenden Selbstzerstörungsprogramms und damit auch zu einer Reduktion der Rezidivgefahr des alten Tumors bzw. zu einer Verringerung der Gefahr zur Ausbildung neuer Tumoren.

Interessant ist, dass die zuerst erkrankte rechte Niere in der NLS-Analyse eine geringere energetische Verbesserung des energetischen Befundes durch Invertierung von Treponema pallidum aufweist als die später erkrankte linke Niere, wobei beide Nieren in der Ausgangsmessung energetisch in etwa gleich gut gestellt sind. Interessant ist ferner, dass die schulmedizinisch vor drei Jahren operativ entfernte rechte Niere in der NLS-Analyse energetisch nach wie vorhanden ist, wenngleich die morphologisch noch vorhandene linke Niere präsenter ist bzw. in der Invertierung von Treponema pallidum eine deutlich stärkere Verbesserung des energetischen Befundes aufweist.

Aus aurachirurgischer Erfahrung wissen wir:

-   Morphologisch nicht mehr vorhandene Organe sind energetisch-informatorisch durchaus noch vorhanden, vergleichbar dem Phantomschmerz bei amputierten Gliedmaßen.

-   Nicht der Ausgangsbefund der energetischen Messung in der NLS-Analyse an sich ist entscheidend zur Beurteilung der energetischen Potenz, sondern immer das Ausmaß der Differenz in der Invertierungsprüfung, im vorliegenden Fall also nach Invertierung von Treponema pallidum.

-   Es besteht keine eindeutige Korrelation zwischen der Differenz in der Invertierungsprüfung und der Wahrscheinlichkeit einer entsprechenden Tumorerkrankung. Bestünde eine solche Korrelation, hätte die linke Niere vor der rechten erkranken müssen.

Beeindruckend ist die Geschichte von seiner großen Liebe, die der Patient im Lauf der Behandlung spontan zu erzählen beginnt. Danach habe er als junger Mann vor über 30 Jahren eine junge Frau gesehen, von der er sofort wusste, dass sie die Liebe seines Lebens sein würde. Obwohl er mehrfach die Gelegenheit dazu gehabt hätte, habe er sich aber nie getraut sie anzusprechen, und so sei aus der so heiß ersehnten Verbindung leider nichts geworden. Der Patient beschreibt, welche Vorwürfe er sich über alle die Jahre gemacht habe, dass er diese Frau nie angesprochen habe, obwohl er das immer fest vorgehabt hätte und bis heute überzeugt sei, dass das das Glück seines Lebens geworden wäre. Aber irgendetwas habe ihn immer zurückgehalten, und so habe er bis heute mit ihr kein einziges Wort wechseln können. Er habe nach vielen Jahren sogar einmal bei Ihren Eltern angerufen, um sich nach ihr zu erkundigen, aber da sei sie bereits aus dem elterlichen Haus ausgezogen gewesen. Vor vier Jahren habe er erfahren, dass die Frau an einer Chorea Huntington erkrankt sei, eine letztlich für sie tödliche Diagnose. Er fühle sich schuld an ihrer Erkrankung, irgendwie mache er sich dauernd Vorwürfe, weil er davon ausgehe, sie wäre nicht erkrankt, hätte er die Frau einfach angesprochen und mit ihr eine Beziehung begonnen. Während dieser Schilderung sitzt die Ehefrau des Patienten etwas betreten ebenfalls im Behandlungszimmer und sagt nichts, eine durchaus unangenehme Situation, wo ich mich wundere, wie klar und offen der Patient die Situation vor seiner Ehefrau, mit der er erst seit zwei Jahren verheiratet ist, schildert. Passend zu dieser Geschichte findet sich auf der Hypothalamussekretzelle des Patienten in der NLS-Analyse eine energetische Störung, die sich bei Invertierung von Schuld aller Art um deutlich 30% verbessert. Alle Schilderungen und Symptome finden letztlich ihre Erklärung in den verschiedenen karmischen und miasmatischen Belastungen, die der Patient zu bieten hat: Das Sklavenjoch, die Schwarze Magie mit Lebensangst und Lebensversagen, aber auch einer Sprechblockade mit der Unfähigkeit, die von ihm so ersehnte Frau anzusprechen, die Kastration im Vorleben, das Keuschheitsgelübde und schließlich auch noch das Selbstzerstörungsprogramm durch Treponema pallidum.

Interessant ist die Koinzidenz zwischen der Tumorentstehung und der Nachricht über die Erkrankung seiner Angebeteten. Vier Monate nach Erhalt der Nachricht über ihre Erkrankung sei bei ihm der Nierentumor diagnostiziert worden. Aus der Psychologie ist bekannt, dass psychisch belastende Ereignisse nicht selten zum Ausbruch einer bösartigen Tumorerkrankung führen. Energetische Entsprechungen finden sich in der Aurachirurgie auf den Hirnventrikeln in Form von Schockbelastungen, wie dies auch im vorliegenden Fall so ist. Allerdings ist zu vermuten, dass ein psychisch belastendes Ereignis oder ein Schockerlebnis allein als Trigger wohl nicht ausreichen, vielmehr bedarf es einer zusätzlichen Belastung durch das Miasma des Treponema pallidum, wie dies im vorliegenden

Fall tatsächlich auf dem Roten Knochenmark und auch lokoregional an den tumorös erkrankten Nieren gefunden werden kann. Auf der anderen Seite bedeutet dies aber auch, dass eine alleinige energetisch-informatorische Belastung durch das Miasma des Treponema pallidum wohl ebenfalls nicht ausreicht, um eine Tumorerkrankung zu induzieren. Es bedarf wohl einer Kombination aus beiden Faktoren. Die energetisch-informatorische Belastung durch das Miasma des Treponema pallidum bildet die epigenetisch vererbte Grundveranlagung, das psychische Schockereignis den konkreten Anlass.

Dass der Patient unter so großen Ängsten leidet, von denen er meint, es sei eine Todesangst, liegt wohl in der Zugehörigkeit der Nieren zum Element Wasser nach der TCM-Lehre begründet. Das Element Wasser umfasst die Organe Niere und Harnblase und als Emotion die Angst. Sind ein oder beide Organmeridiane energetisch gestört, so bildet sich die emotionale Qualität der Angst aus. Bei Druck auf die Akupunkturpunkte Niere 1 an der Fußsohle zeigt sich auf beiden Seiten eine Druckschmerzhaftigkeit, was darauf hindeutet, dass beide Nierenmeridiane energetisch gestört sind. In der aurachirurgischen Exploration am Anatomieatlas zeigt sich eine Resonanz auf beiden Nieren, der Patient gibt an, die Nieren deutlich zu spüren. Nach einer Behandlung mit der 432-Hz Stimmgabel über einige Minuten ist die Resonanz auf beiden Seiten verschwunden, was als Zeichen zu werten ist, dass die aurachirurgische Behandlung beendet werden kann. Und auch die Druckschmerzhaftigkeit der Akupunkturpunkte Niere 1 an beiden Fußsohlen hat sich durch die Behandlung deutlich reduziert. Es ist davon auszugehen, dass durch die energetische Regulierung des Nierenmeridians auch die emotionale Störung im Sinne der Angst entsprechend zurückgehen wird. Der Patient unterschreibt zusätzlich die aurachirurgische Auflösungsurkunde und formuliert den Auflösungsspruch „Ich sage ja zu meiner Vergangenheit, lasse sie dankbar los und segne sie". Während dieser Prozedur beginnt er zu weinen, ist aber danach regelrecht erlöst und sehr dankbar. Anschließend wird die Hypothalamussekretzelle in der NLS-Analyse erneut gemessen, die energetische Störung ist fast vollständig verschwunden.

Eingeschlafene Füße

Anamnese: Der 57-jährige Patient kommt in die Praxis wegen einer seit zwei Jahren bestehenden und seitdem zunehmenden eingeschlafenen Füße. Die Beine seien pelzig, er könne kaum mehr etwas spüren, bis etwa zu den Knie hoch. Viel schlimmer sei jedoch, dass er im Gang höchst unsicher geworden sei, er könne nicht erkennen, wo die Beine gerade stehen, weshalb er schon mehrfach gestürzt sei. Sein geliebtes Hobby Tennis könne er nicht mehr ausführen, was ihn sehr schmerze. Der Neurologe habe eine Polyneuropathie[1] diagnostiziert und einige Untersuchungen durchgeführt, aber Therapie habe er keine wirksame bieten können. Der Neurologe habe gemeint, er müsse wohl künftig mit dieser Krankheit leben, die Symptome würden zunehmen und nicht nur wie bisher den Unterschenkel erfassen, sondern wohl über das Knie nach oben bis in den Oberschenkel weiter ziehen. Auch die Hände könnten in Zukunft mit befallen werden, so dass auch hier die Funktion eingeschränkt sei. Das alles betrübe ihn sehr, und er wisse gar nicht, wie es jetzt weiter gehen solle. Sein Großvater habe auch an einer solchen Krankheit gelitten, und der Verlauf sei bedrückend gewesen. Entsprechend meint der Neurologe, es handle sich hier um eine vererbte Form der Polyneuropathie, gegen die man ohnehin nichts machen könne.

Aurachirurgie: Es zeigt sich ein Patient mit einer zwischenzeitlich deutlich ausgeprägten symmetrisch distalen Polyneuropathie an den Beinen, es finden sich

---

[1] Als Polyneuropathie wird eine systemisch bedingte Schädigung von peripheren Nerven (sensibel oder motorisch) bezeichnet. Die entzündliche Schädigung mehrerer Nerven nennt man Polyneuritis. Zu den häufigsten Ursachen der Polyneuropathie gehören der Diabetes mellitus (Diabetische Polyneuropathie) und der chronische Alkoholmissbrauch (Alkoholische Polyneuropathie). Seltener sind infektiöse, endokrine, exogen toxische oder genetische Ursachen. Die Einteilung von Polyneuropathien geschieht nach unterschiedlichen Gesichtspunkten, z.B. nach Verteilungsmuster (distal – proximal, symmetrisch – asymmetrisch), nach betroffenen Faserqualitäten (sensible Polyneuropathie, motorische Polyneuropathie, sensomotorische Polyneuropathie. autonome Polyneuropathie), nach Ätiologie (idiopathische Polyneuropathie, metabolische Polyneuropathie, toxische Polyneuropathie, infektiöse Polyneuropathie = Polyneuritis). Häufigstes Symptom sind Parästhesien und Sensibilitätsstörungen vor allem an den Extremitäten (Akroparästhesie). Des Weiteren können motorische Ausfälle auftreten (meist spät), später auch Druckempfindlichkeit peripherer Nerven (z.B. Wadendruckschmerz) und trophische Störungen (Ernährungsstörung des Gewebes durch Schädigung vegetativer Nerven).

Sensibilitätsstörungen für Oberflächen[2]- und Tiefensensibilität[3], strumpfförmig bis zu den Knien hoch reichend. Des Weiteren zeigt sich eine deutliche sensible Ataxie mit unsicherem und breitbasig aufsitzendem Gangbild. In der aurachirurgischen Exploration zeigt sich ein deutliches Sklavenjoch, mit Fesseln an den Händen und den Beinen. Nachdem diese entfernt sind, vermag der Patient plötzlich deutlich besser zu gehen, er kann die Beine wieder sicherer auf den Boden stellen, hat mehr Gefühl und eine bessere Koordination, d.h. die sensible Ataxie ist reduziert. Dieser Effekt hält jedoch nur eine Woche an, weshalb sich der Patient nach einem Monat erneut vorstellt.

---

[2] Als Oberflächensensibilität bezeichnet man die durch Rezeptoren vermittelte Sensibilität der Haut gegenüber äußeren Reizen. Sie umfasst: Berührungsempfinden (Mechanorezeption), Temperaturempfinden (Thermosensibilität), Schmerzempfinden (Nozizeption). Aufgrund der unterschiedlichen Repräsentation der exterozeptorischen Fasern im Rückenmark gliedert man die Oberflächensensibilität nach anatomischen Gesichtspunkten in epikritische Sensibilität und protopathische Sensibilität. Die epikritische Sensibilität umfasst die Mechanorezeption. Ihre Fasern verlaufen ungekreuzt innerhalb der Fasciculi der **Hinterstrangbahn** (Fasciculus gracilis, Fasciculus cuneatus). Die protopathische Sensibilität beinhaltet Thermorezeption und Nozizeption. Ihre Fasern kreuzen nach Eintritt in das **Rückenmarkshinterhorn** auf die kontralaterale Seite und steigen in den Tractus spinothalamicus anterior et lateralis der **Vorderseitenstrangbahn** auf.

[3] Die Tiefensensibilität ist eine komplexe Sinneswahrnehmung, mit welcher der Körper das Gehirn über die Position bzw. den Aktivitätszustand der Gelenke, Muskeln und Sehnen informiert. Ohne die Tiefensensibilität fehlen uns Empfindungen für Bewegungen, Lage und Haltung des eigenen Körpers im Raum, und somit auch die Fähigkeit, uns im Raum zu bewegen. Die Propriozeption ist somit ein wesentlicher Teil der Eigenwahrnehmung und ermöglicht folgende Funktionen: Stellungssinn: Empfindung über die aktuelle Ausgangstellung des Körpers, Bewegungssinn: Kontinuierliche Rückmeldung über das Bewegungsausmaß und die Lage des Körpers bei Bewegung, Kraft- und Widerstandssinn: Vermittlung und Dosierung zwischen Druck und Zug. Man kann zwischen einer bewussten und einer unbewussten Propriozeption unterscheiden. Bewusste Propriozeption ist z.B. die Wahrnehmung, auf einem Stuhl zu sitzen oder auf einem Bein zu stehen. Sie wird über die **Hinterstrangbahnen** zum sensorischen Kortex (Gyrus postcentralis) geleitet. Propriozeptive Signale für die unbewusste Bewegungssteuerung - z.B. um ohne Nachzudenken eine Treppe steigen zu können - werden über die Kleinhirnseitenstrangbahnen an das Kleinhirn weitergeleitet.

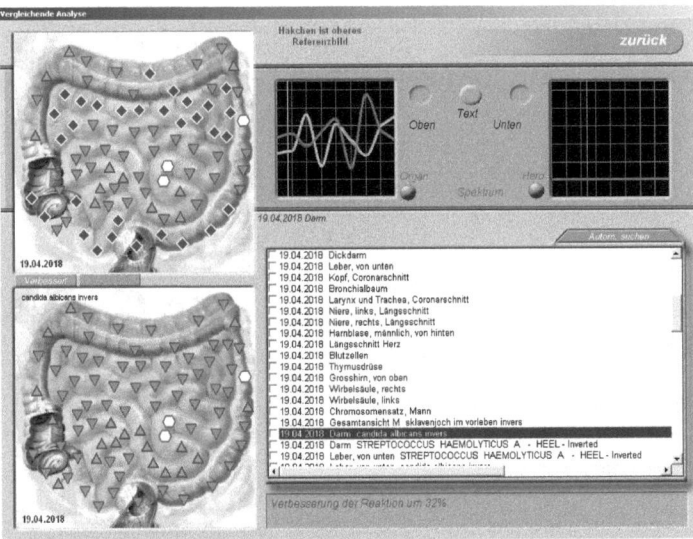

Abb. 81: *Darm: Energetische Störung, bei Invertierung von Candida albicans zeigt sich eine Verbesserung des energetischen Befundes um 32%.*

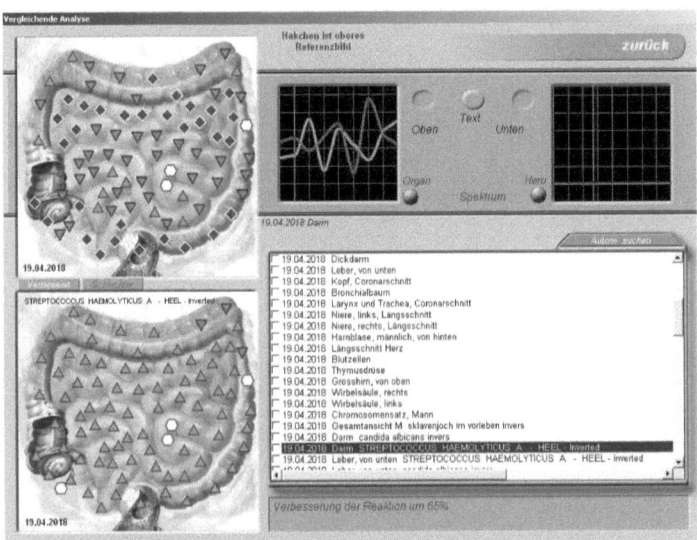

Abb. 82: *Darm: Bei Invertierung von Streptococcus haemolyticus zeigt sich eine Verbesserung des energetischen Befundes um 65%.*

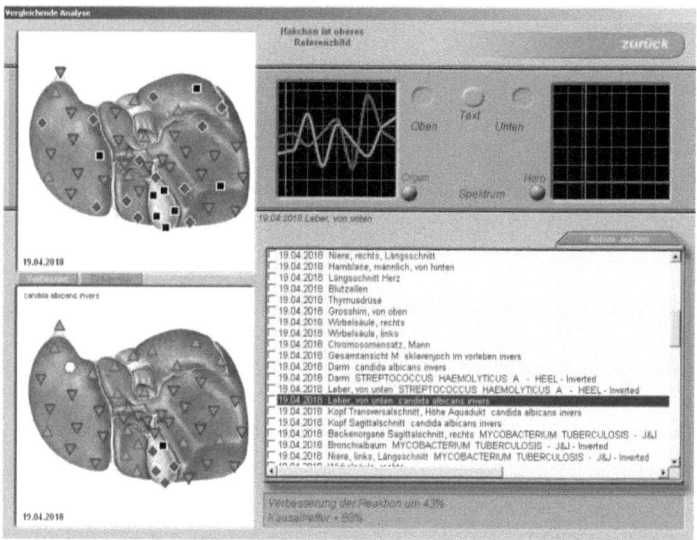

Abb. 83: *Leber von unten: Energetische Störung, bei Invertierung von Candida albicans zeigt sich eine Verbesserung des energetischen Befundes um 43%.*

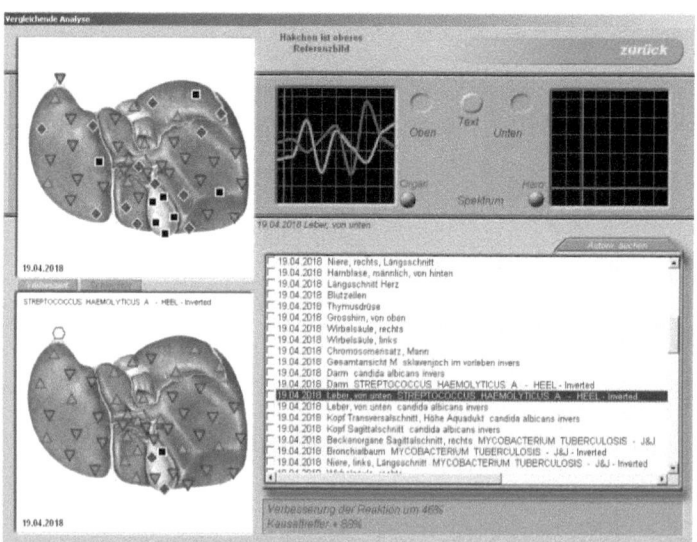

Abb. 84: *Leber von unten: Bei Invertierung von Streptococcus haemolyticus zeigt sich eine Verbesserung des energetischen Befundes um 46%. Passend zum energetischen Befund berichtet der Patient von Lebersymptomen wie Müdigkeit, emotionale Unausgeglichenheit, Sehstörungen, Lichtempfindlichkeit und Schlafstörungen, braune Flecken auf der Gesichtshaut.*

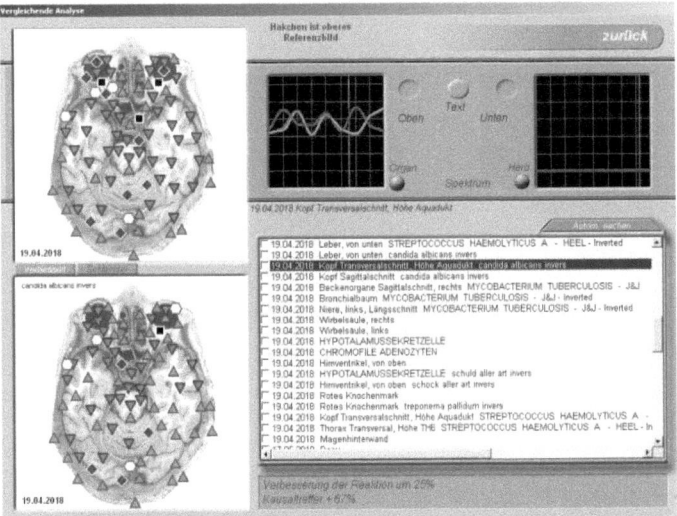

Abb. 85: *Kopf Transversalschnitt, Höhe Aquädukt: Bei Invertierung von Candida albicans zeigt sich eine Verbesserung des energetischen Befundes um 25%, insbesondere die Augen sind verbessert, passend zum klinischen Befund einer seit Monaten zunehmenden Sehstörung. Die Sehstörung steht nach TCM-Logik in unmittelbarer energetischer Verbindung zur Leberschwäche.*

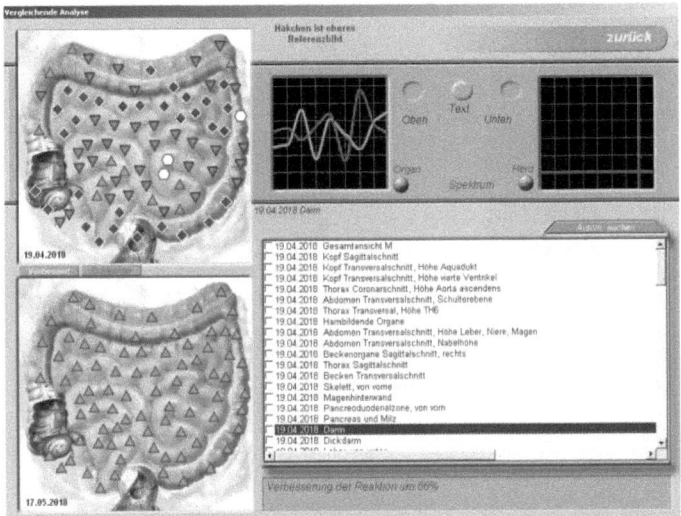

Abb. 86: *Darm: Nach einer durchgeführten Darmsanierung stellt sich der Patient einen Monat später nochmals vor. Hier zeigt sich die deutliche Verbesserung des energetischen Befundes um 66% gegenüber dem Ausgangsbefund.*

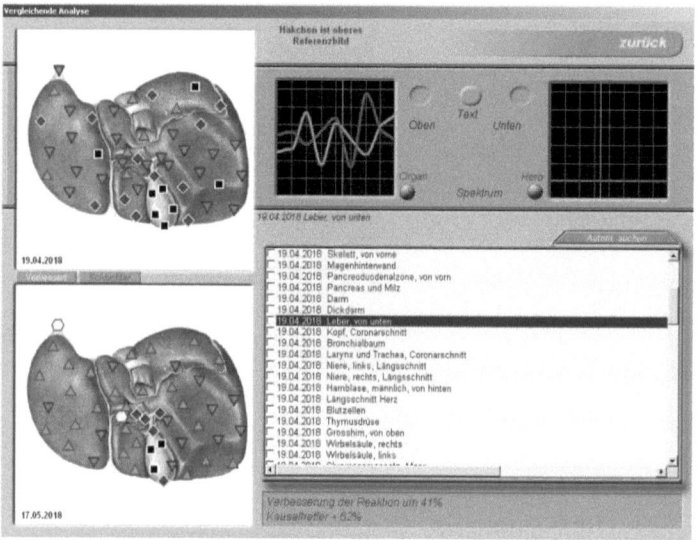

Abb. 87: *Leber von unten: Auch der Leberfund hat sich einen Monat nach Erstbefund deutlich verbessert, dank der durchgeführten Darmsanierung. Einzig die Gallenblase ist energetisch noch deutlich gestört, ohne dass der Patient aber über Kopfschmerzen im Sinne des gestörten Gallenblasenmeridians klagt. Jedoch findet sich eine deutliche Druckschmerzhaftigkeit an den Akupunkturpunkten Gb 31, Gb20 und Gb 21.*

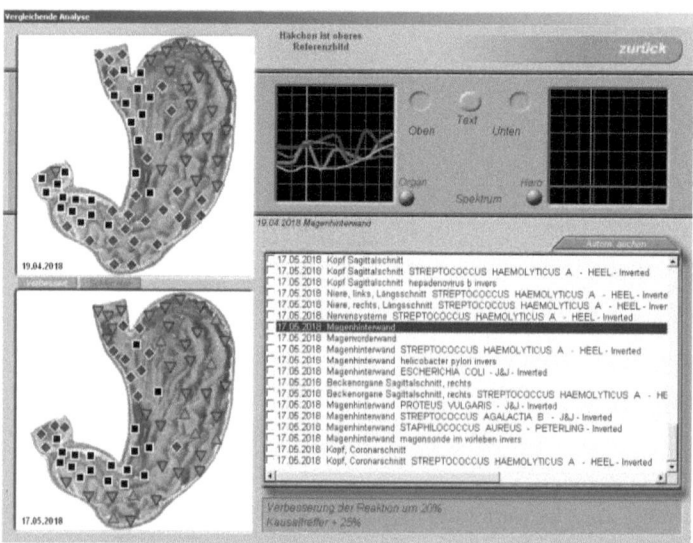

Abb. 88: *Magenhinterwand: Um 20% verbessert, aber immer noch betroffen.*

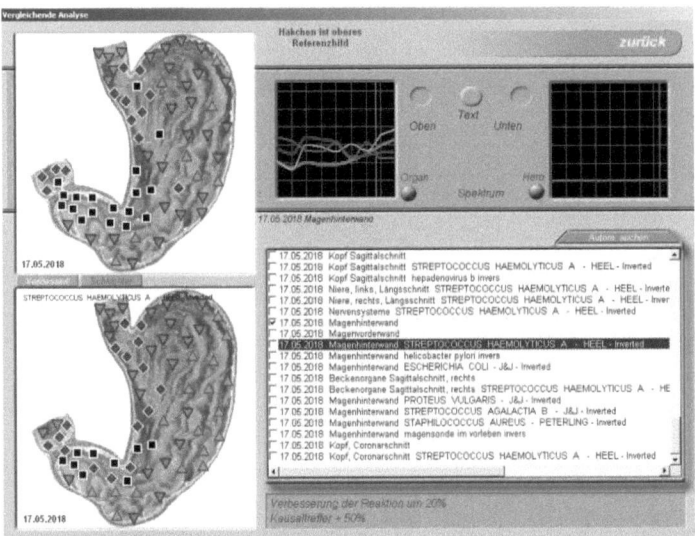

Abb. 89: *Magenhinterwand: Bei Invertierung von Streptococcus haemolyticus zeigt sich eine weitere Verbesserungsmöglichkeit des energetischen Befundes um 20%.*

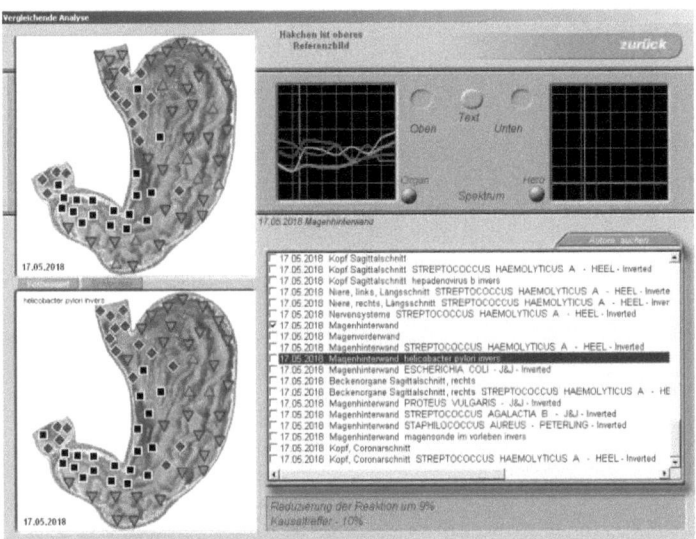

Abb. 90: *Magenhinterwand: Bei Invertierung von Helicobacter pylori zeigt sich eine Reduktion des energetischen Befundes um 9%, d.h. eine Infektion durch Helicobacter pylori liegt nicht vor.*

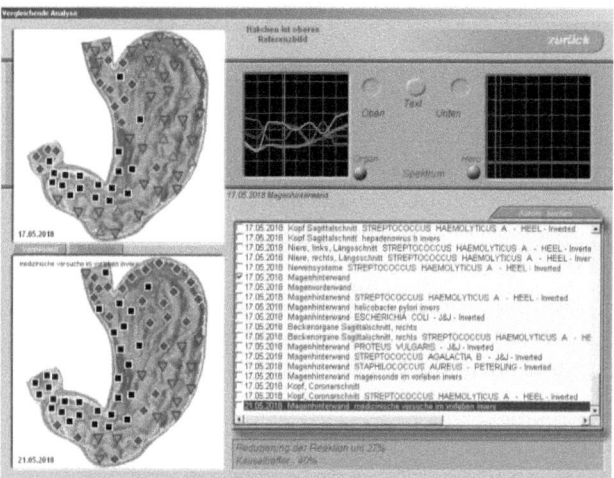

Abb. 91: *Magenhinterwand: Bei Invertierung von Medizinische Versuche im Vorleben zeigt sich eine **Reduktion** des energetischen Befundes um 27%, d.h. diese Kausalität trifft nicht zu, es bleibt einzig bei der bakteriellen Infektion durch Streptococcus haemolyticus, der Patient beschreibt auch passend dazu seine Halsschmerzen. Jedoch bleibt eine bislang nicht geklärte Restbelastung.*

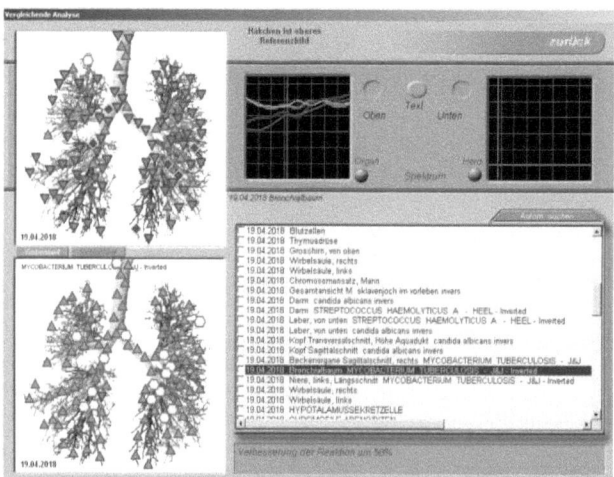

Abb. 92: *Bronchialbaum: Energetische Belastung, bei Invertierung von Mycobacterium tuberculosis Verbesserung des energetischen Befundes um 58%. Bronchopulmonale Symptome oder Anfälligkeiten werde keine beschrieben, trotz des überraschend eindeutigen Befundes. Nach der einmonatigen Ausleitungstherapie ist die energetische Störung verschwunden.*

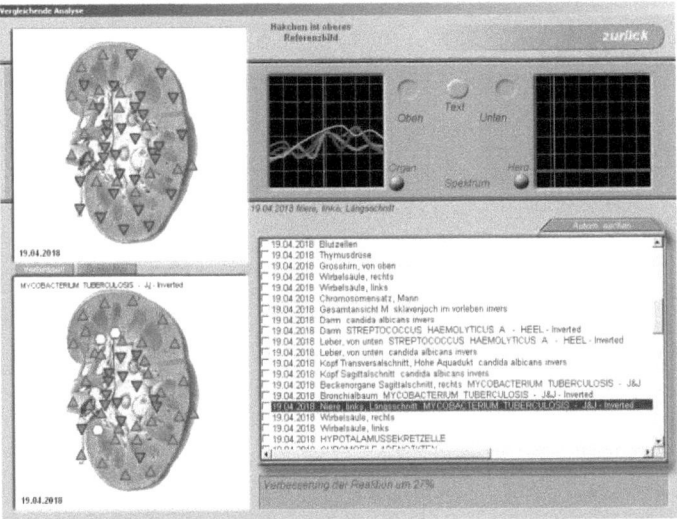

Abb. 93: *Niere links: Bei Invertierung von Mycobacterium tuberculosis zeigt sich eine Verbesserung des energetischen Befundes um 27%, bislang keine Symptome.*

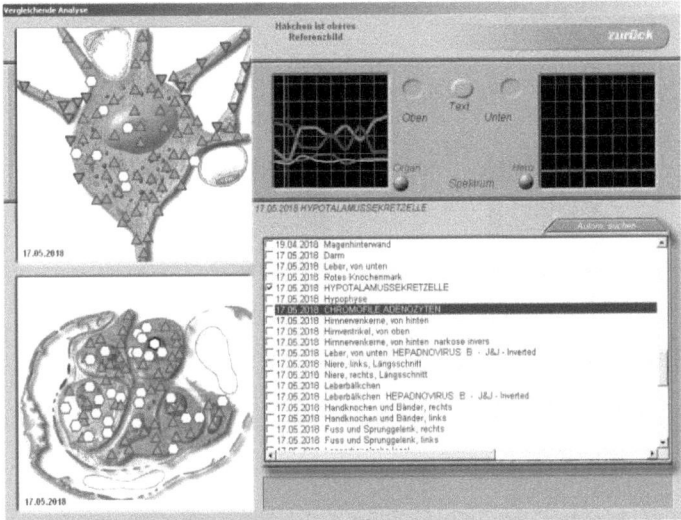

Abb. 94: *Hypothalamussekretzelle und chromophile Adenozyten: Beide Organsysteme befinden sich nach einmonatiger Ausleitungsbehandlung der beschriebenen Organsysteme in einem energetisch guten Zustand, das entspricht auch dem Eindruck, den der Patient macht: Er ist zuversichtlich und hoffnungsfroh, dass er die Symptomatik mit Hilfe der Aurachirurgie verbessern kann.*

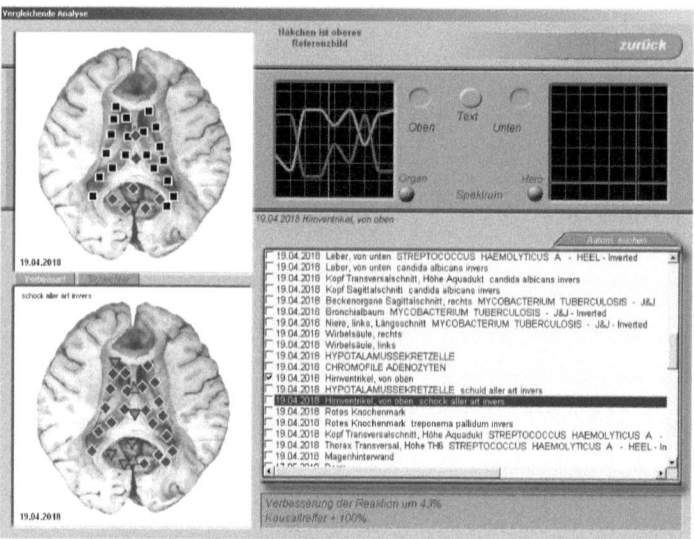

Abb. 95: *Hirnventrikel: Bei Invertierung von Schock aller Art zeigt sich eine Verbesserung des energetischen Befundes um 43%, ohne dass dem Patienten klar ist, um welches Schockereignis es sich handeln könnte. Erfahrungsgemäß fällt es den Patienten häufig auf dem Heimweg vom Aurachirurgen dann doch noch ein. Das Schockereignis wird energetisch aurachirurgisch ausgeleitet.*

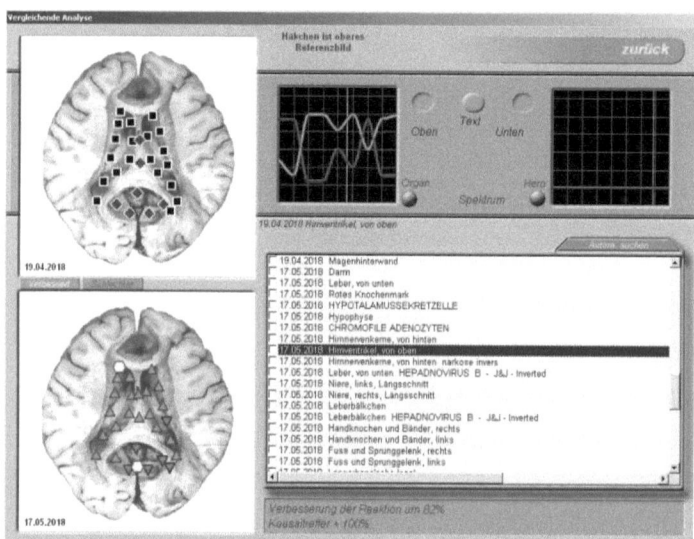

Abb. 96: *Hirnventrikel von oben: Nach einmonatiger Ausleitungstherapie zeigt sich ein um 82% deutlich verbesserter energetischer Befund.*

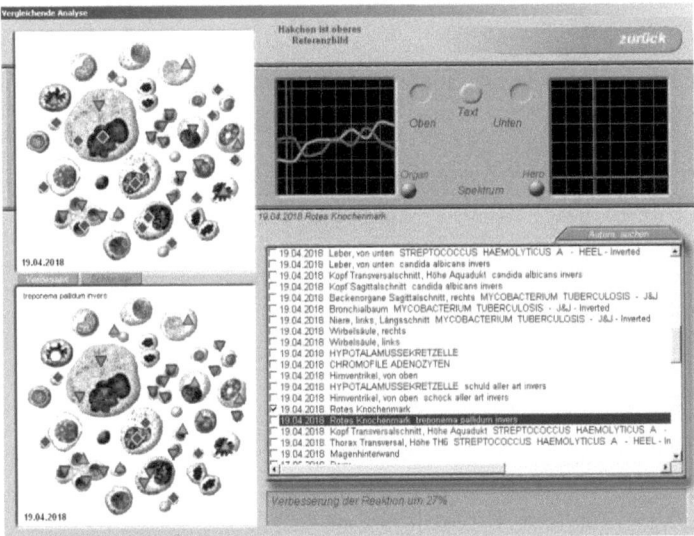

Abb. 97: *Rotes Knochenmark: Deutliche energetische Belastung, bei Invertierung von Treponema pallidum Art zeigt sich eine Verbesserung des energetischen Befundes um 27%. Das Selbstzerstörungsprogramm wird energetisch aurachirurgisch ausgeleitet.*

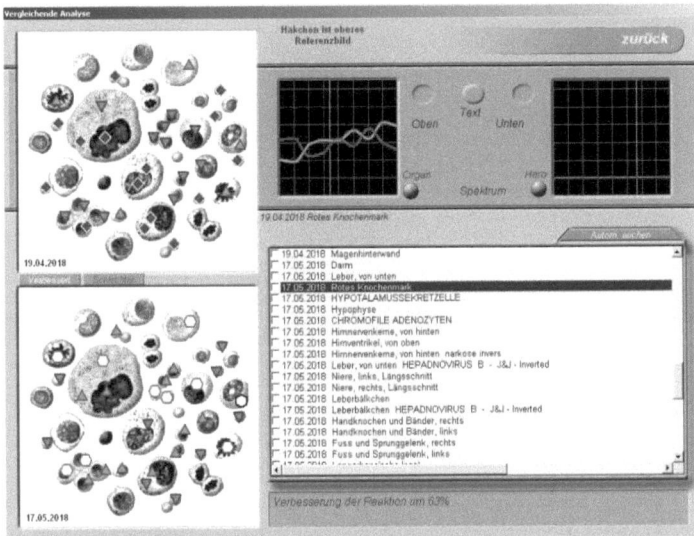

Abb. 98: *Rotes Knochenmark: Nach einmonatiger Ausleitungstherapie zeigt sich ein um 63% deutlich verbesserter energetischer Befund. Diese im Vergleich zur Invertierung noch deutlich stärkere Verbesserung ist typisch.*

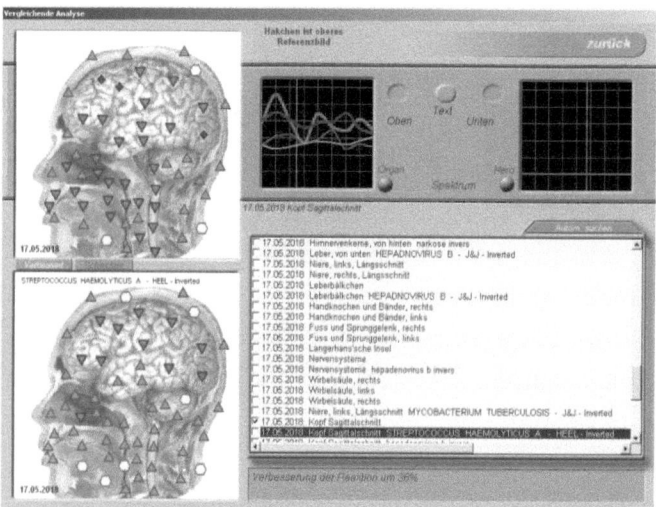

Abb. 99: *Kopf Sagittalschnitt: Zweittermin: Nach wie vor besteht eine deutliche energetische Belastung, bei Invertierung von Streptococcus haemolyticus kommt es zu einer Verbesserung des energetischen Befundes um 36%. Es besteht somit noch Handlungsbedarf, die Ausleitungstherapie wird fortgesetzt.*

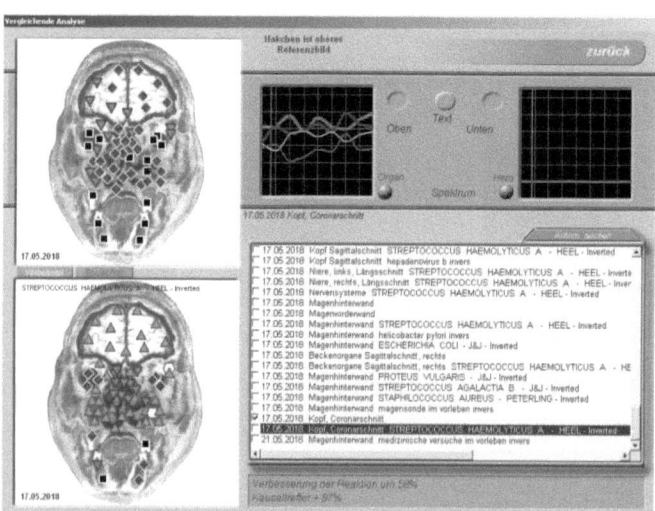

Abb. 100: *Kopf Coronarschnitt: Deutliche energetische Störung an Zähnen und den Nebenhöhlen, bei Invertierung von Streptococcus haemolyticus kommt es zu einer Verbesserung des energetischen Befundes um 58%, wobei die Zähne energetisch weiterhin schlecht bleiben. Es empfiehlt sich ein Orthopantomogramm zum Ausschluss von Zahnwurzelherden.*

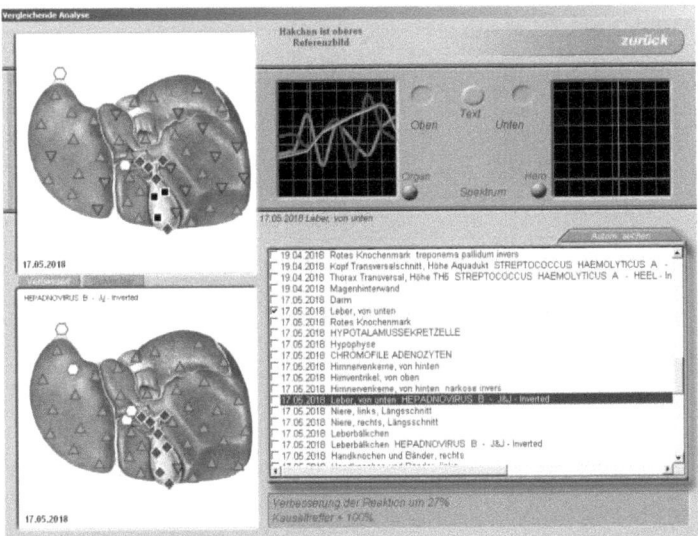

Abb. 101: *Leber von unten: Bei Invertierung von Hapadenovirus B kommt es zu einer Verbesserung des energetischen Befundes um 27%, allerdings kann sich der Patient an keine Infektion erinnern. Nach Invertierung sind alle Dreiecks-markierungen nach unten verschwunden.*

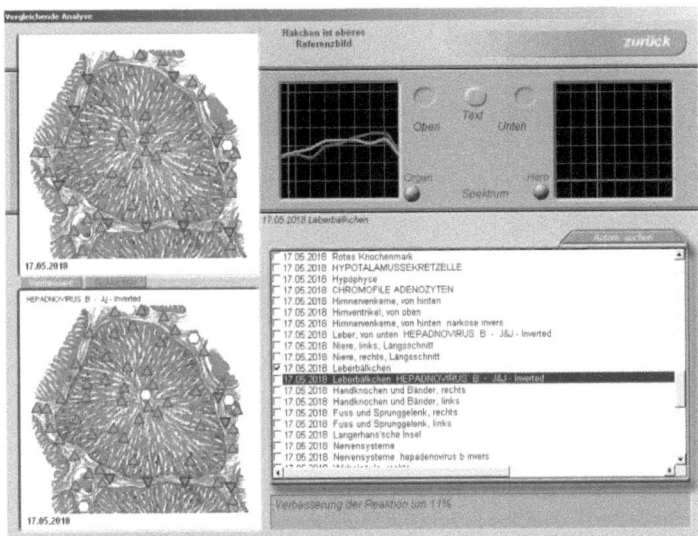

Abb. 102: *Leberbälkchen: Bei Invertierung von Hapadenovirus B kommt es zu einer Verbesserung des energetischen Befundes um 14%.*

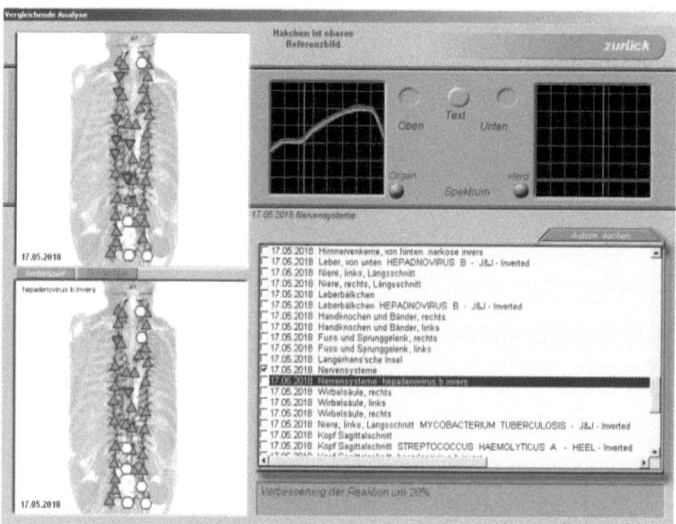

Abb. 103: *Nervensysteme: Auch hier zeigt sich der Einfluss: Bei Invertierung von Hapadenovirus B kommt es zu einer Verbesserung des energetischen Befundes um 20% im Sympathikus Seitenstrang.*

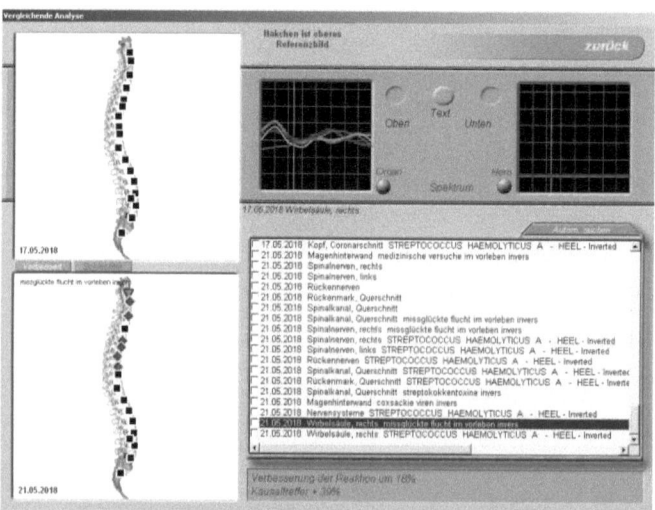

Abb. 104: *Wirbelsäule rechts: Deutliche energetische Störung, bei Invertierung von Missglückte Flucht im Vorleben kommt es zu einer Verbesserung des energetischen Befundes um nur 18%, d.h. dies ist nicht kausal verantwortlich für die energetische Störung der Wirbelsäule, zumal so viele schwarze Markierungen stehen bleiben bei einer Kausaltrefferquote von nur 39%.*

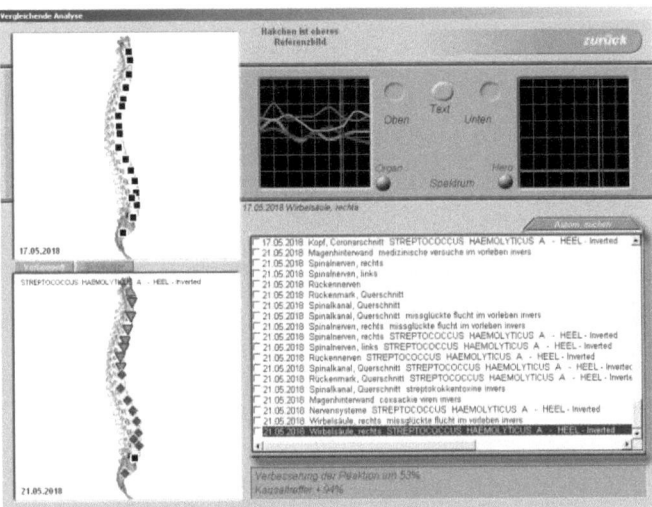

Abb. 105: *Wirbelsäule rechts: Deutliche energetische Störung, bei Invertierung von Streptococcus haemolyticus kommt es zu einer Verbesserung des energetischen Befundes um 53% bei einer Kausaltrefferquote von 94%.*

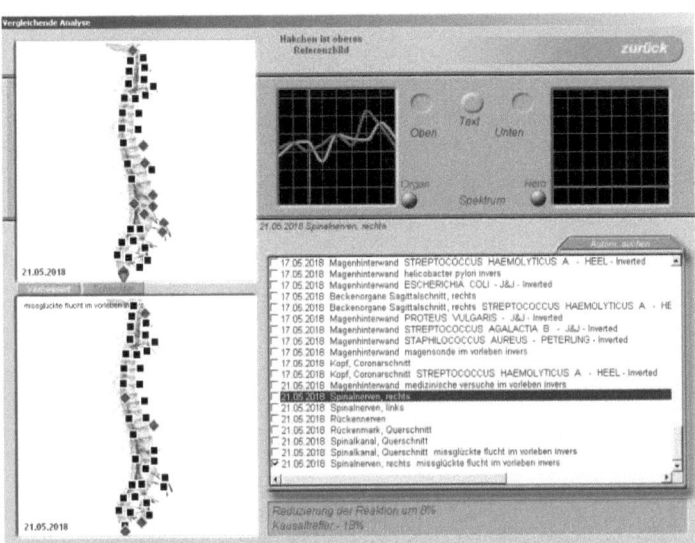

Abb. 106: *Spinalnerven links: Deutliche energetische Störung, bei Invertierung von Missglückte Flucht im Vorleben kommt es zu einer **Reduzierung** des energetischen Befundes um 8%, d.h. dies ist nicht kausal verantwortlich für die energetische Störung der Wirbelsäule.*

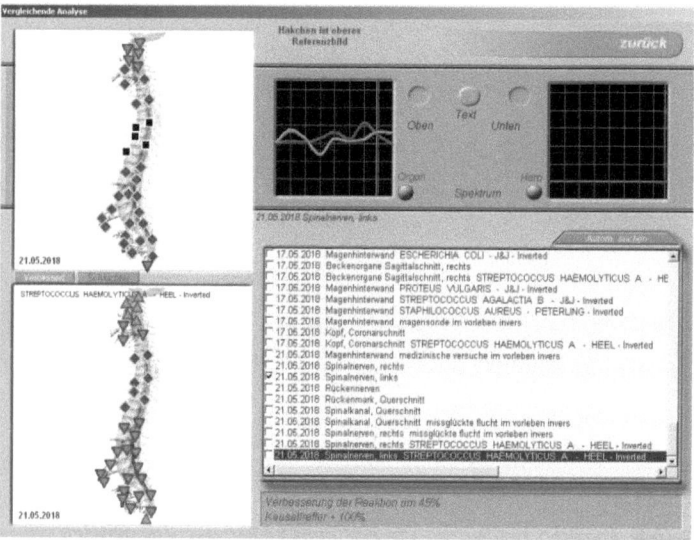

Abb. 107: *Spinalnerven links: Deutliche energetische Störung, bei Invertierung von Streptococcus haemolyticus kommt es zu einer Verbesserung des energetischen Befundes um 45%. Hier besteht wieder ein eindeutiger Zusammenhang.*

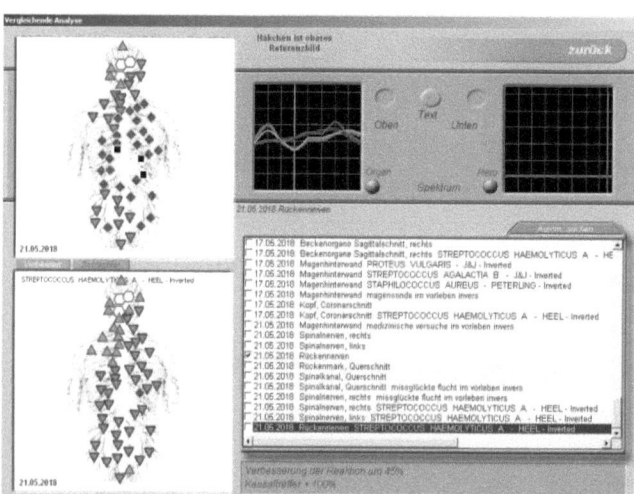

Abb. 108: *Rückennerven: Deutliche energetische Störung, bei Invertierung von Streptococcus haemolyticus kommt es zu einer Verbesserung des energetischen Befundes um 45%. Auch hier zeigt sich die Nervenschädigung durch Streptococcus haemolyticus bzw. die Endotoxine eindrucksvoll.*

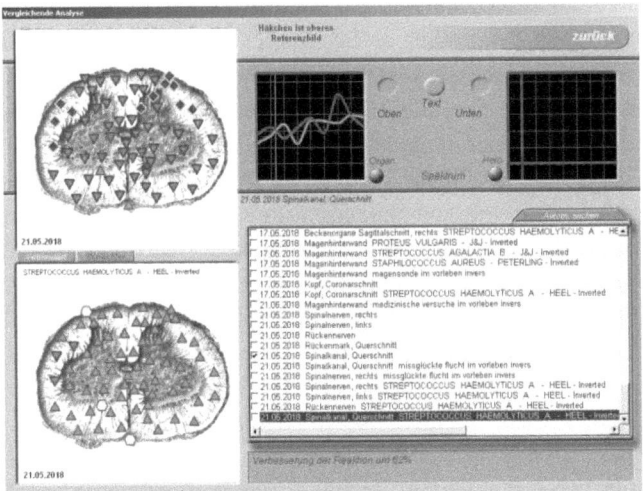

Abb. 109: *Spinalkanal Querschnitt: Energetische Störung im Bereich des Hinterstrangs und der Hinterhörner (dunkle Markierungen), wo die für die Sensibilität verantwortlichen Nervenbahnen laufen. Auch der Vorderseitenstrang ist beteiligt. Bei Invertierung von Streptococcus haemolyticus kommt es zu einer Verbesserung des energetischen Befundes um 62%.*

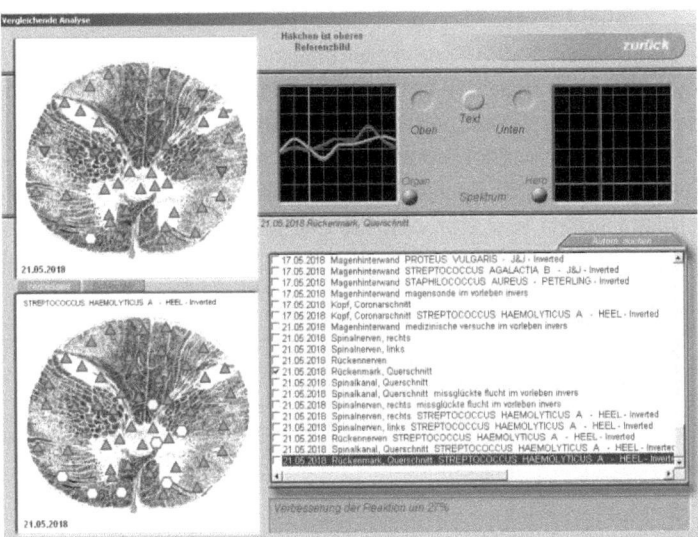

Abb. 110: *Rückenmark Querschnitt: Bei Invertierung von Streptococcus haemolyticus kommt es zu einer Verbesserung des energetischen Befundes um 27%.*

Bewertung: Dieser Fall zeigt eindrucksvoll, wie wichtig die systematische Fokussuche bei allen chronischen Erkrankungen ist. Auch vermeintlich idiopathische Fälle von Polyneuropathien, die als vererbte Krankheiten klassifiziert werden, haben häufig doch zusätzlich eine infektiöse Belastung durch verschiedene bakterielle Herde in unterschiedlichen Organsystemen und Körperkompartimenten zur Grundlage. Die Entzündung betrifft entweder die Nerven selbst oder aber die Nerven werden durch Toxine, die von Bakterien im Körper produziert werden, geschädigt. Beeindruckend ist zu sehen, wie prägnant sich die energetischen Störungen der Nervenstrukturen passend zu den klinischen Symptomen präsentieren. Sowohl Oberflächen- wie auch der Tiefensensibilität sind betroffen, ebenso die vegetativen Bahnen des Sympathikusgrenzstrangs. Zwar besteht eine vererbte Disposition, das bedeutet aber keineswegs, dass diese Disposition sich zwingend manifestieren muss. Vielmehr bedarf es zusätzlich äußerer Einflussfaktoren, um zu einer Polyneuropathie zu kommen. Letztlich muss man sich das wie bei allen chronischen Krankheiten wie bei einem Wassergefäß vorstellen: Kommen zu viele schädigende Einflüsse zustande, läuft das Wasser irgendwann über und es bilden sich entsprechende Erkrankungen, z.B. eine Polyneuropathie als Resultat einer fortwährenden Schädigung durch Endotoxine, die von Bakterien im Körper fortlaufend über Jahre gebildet werden und die organischen Strukturen laufend schädigen. Es gibt das Sprichwort: „Der Krug geht solange zum Brunnen bis er bricht". Im vorliegenden Fall finden sich zahlreiche Herde: Nasennebenhöhlen, Zähne, Lunge, Magen, Gallenblase, Urogenitalsystem (Nieren), während z.B. Harnblase und Genitalorgane überraschenderweise nicht befallen sind. Für die Zähne empfiehlt sich ein Orthopantomogramm und die Sanierung von Zahnwurzelherden. Beeindruckend ist, mit welcher Schnelligkeit und Zuverlässigkeit energetische Störungen im gesamten Organismus mit Hilfe der NLS-Analyse aufgedeckt werden können, wie gut sich die Kausalitäten entsprechend herausfinden lassen und wie sich die energetischen Störungen nach geeigneter homöopathischer Ausleitungstherapie dann auch verflüchtigen. Das geschieht in den allermeisten Fällen parallel zu den Verbesserungen im klinischen Befinden. Auch im vorliegenden Fall ist dem so: Nach systematischer Ausleitung, nach Zahnsanierung und nach Einnahme der chinesischen Wurzel Costus, die desinfizierend und antibakteriell wirkt, verbessert sich die Polyneuropathie deutlich. Zwar bestehen noch immer sensible Defizite, allerdings ist die Ataxie deutlich reduziert, der Patient kann wieder sicherer gehen.

Zittern

Anamnese: Patientin, 46 Jahre alt, kommt in die Behandlung wegen ihres seit 8 Jahren bestehenden Parkinson Syndroms. Die Krankheit sei im Alter von 38 Jahren ausgebrochen.

Aurachirurgie: In der neurologischen Untersuchung zeigt sich ein tremordominantes Parkinsonsyndrom, die rechte Körperhälfte ist stärker betroffen als die linke. Deutliche Akinese mit einer nach vorne gebeugten Haltung, schlurfender Gang, darüber hinaus ein mäßiger Rigor im rechten Arm und im rechten Bein. Die Patientin geht nur schwer in Resonanz, weswegen gleich zu Beginn der aurachirurgischen Exploration auf ein Schweigegelübde geprüft wird. Diese Prüfung fällt positiv aus, entsprechend wird das Gelübde zunächst aufgelöst. Danach klappt es mit der Resonanzbildung tatsächlich besser. Die Patientin beschreibt, dass sie seit Monaten so eigenartige Inhalte träume, wo ihr die nicht wohl gesonnene Schwägerin Nadeln in den Rücken sticht, wie bei einer Voodoo Puppe. In der Prüfung auf das karmische Muster der Schwarzen Magie geht die Patientin in Resonanz, insbesondere im Brustbereich, was erfolgreich aurachirurgisch aufgelöst wird. Die Patientin beschreibt, dass sie immer wieder unter Zwischenblutungen leide und auch einen Knoten in der Brust habe, weswegen sie von ihrer Gynäkologin ein Progesteron-Präparat verschrieben bekommen hat. Dieses vertrage sie allerdings schlecht, denn es mache sie depressiv und müde.

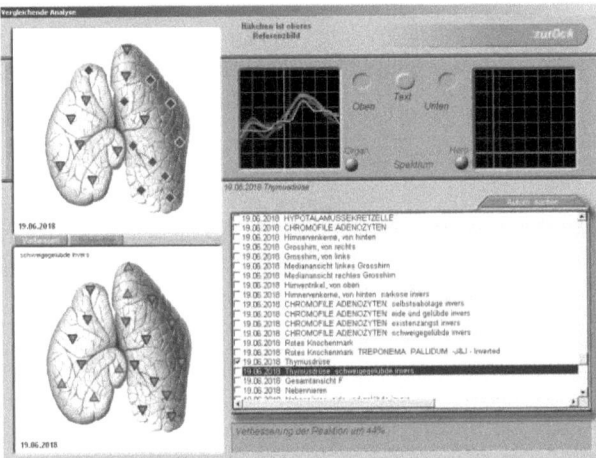

Abb. 111: *Thymusdrüse: Schweigegelübde, Invertierung von Schweigegelübde kommt es zu einer Verbesserung des energetischen Befundes um 44%. Erst nach Auflösung des Gelübdes verbessert sich die Situation in vielen Fällen.*

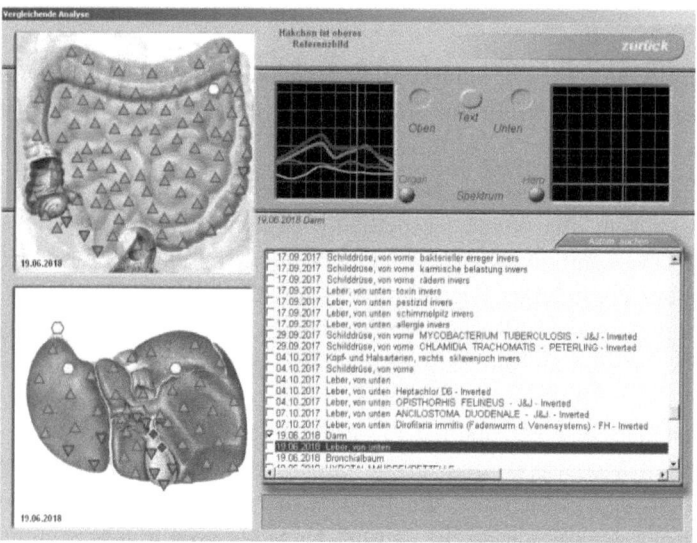

Abb. 112: *Darm und Leber von unten: Unauffälliger energetischer Befund, einzig an der Gallenblase finden sich einzelne energetische Störungen.*

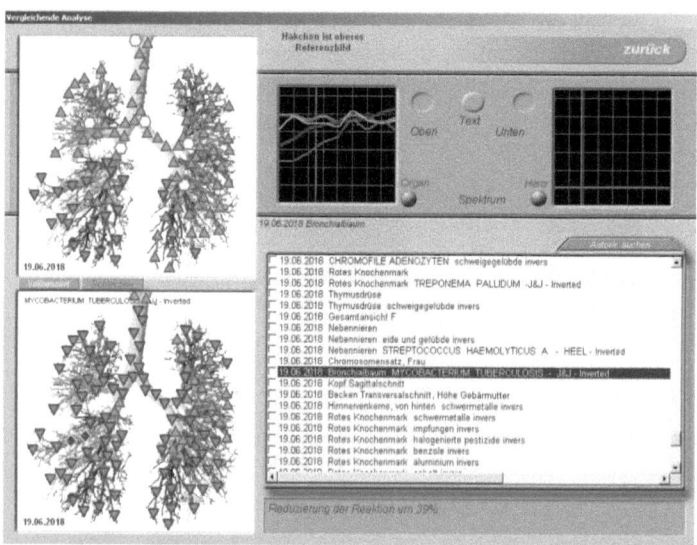

Abb. 113: *Bronchialbaum: Rechts basal zeigt sich eine diskrete energetische Schwäche, weshalb der Verdacht auf eine Belastung durch Mycobacterium tuberculosis geäußert wird. Bei Invertierung kommt es jedoch zu einer Reduzierung des Befundes um 39%, weshalb die Hypothese verworfen wird. Auch beschreibt die Patienten keine pulmonalen Symptome.*

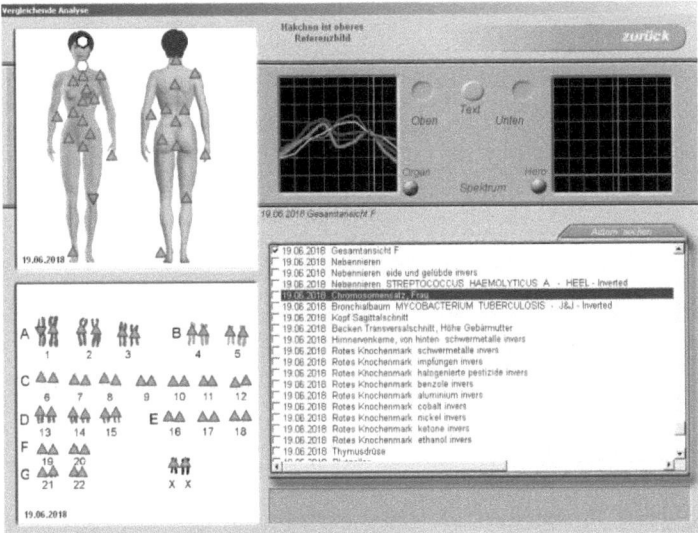

Abb. 114: *Gesamtansicht und Chromosomensatz Frau: Unauffälliger Befund.*

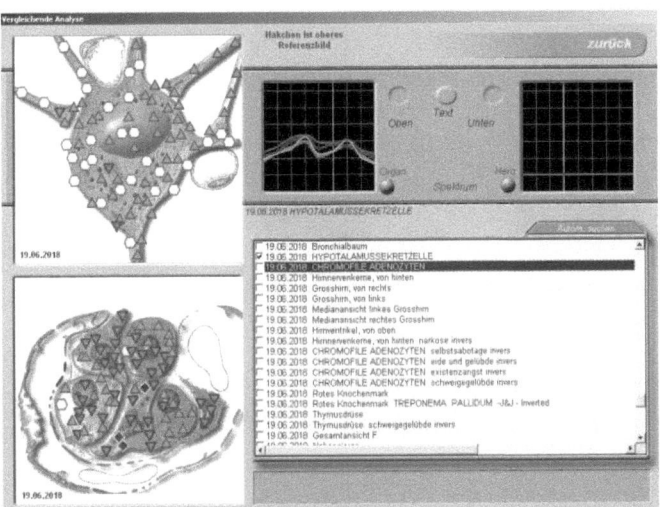

Abb. 115: *Hypothalamussekretzelle und chromophile Adenozyten: Unauffälliger Befund der Hypothalamussekretzelle, auf den chromophilen Adenozyten zeigen sich jedoch einige energetische Störungen. Dort ist der Sektor am meisten belastet, der für die Nebennieren zuständig ist. Oben links beginnend: Dieser Abschnitt steuert die Schilddrüse, rechts daneben die Bauchspeicheldrüse, darunter links außen die weibliche Brust, dann die Nebennieren und rechts außen die Eierstöcke bzw. beim Mann die Hoden.*

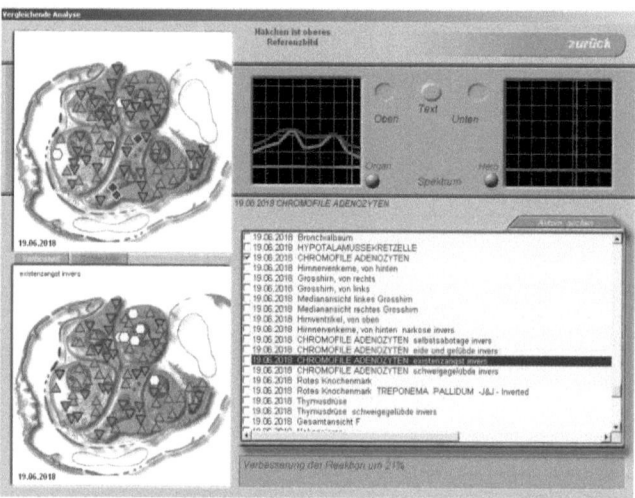

Abb. 116: *Chromophile Adenozyten: Bei Invertierung von Existenzangst zeigt sich eine Verbesserung des energetischen Befundes um 21%. Ängste, insbesondere Existenzängste, finden sich typischerweise als energetische Störungen auf den chromophilen Adenozyten. Die Emotion der Angst stehen wiederum nach TCM-Logik in Verbindung mit den Nieren/Nebennieren, womit das alles auch lokalisatorisch auf den chromophilen Adenozyten gut zusammenpasst.*

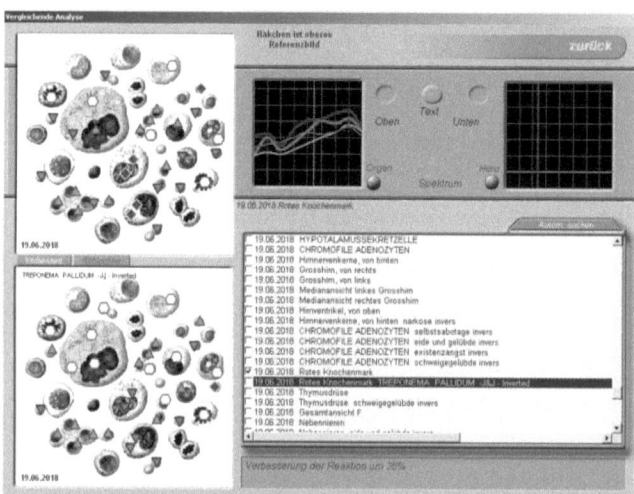

Abb. 117: *Rotes Knochenmark: Deutliche energetische Störung, bei Invertierung von Treponema pallidum zeigt sich eine Verbesserung des energetischen Befundes um 36%.*

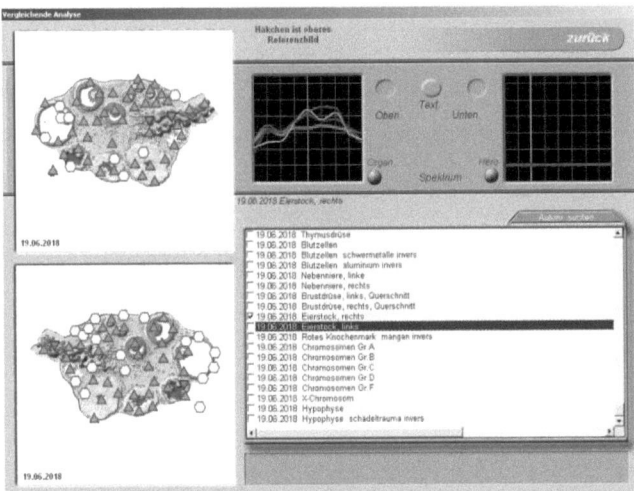

Abb. 118: *Eierstöcke: Nachdem energetische Belastungen im Roten Knochenmark typischerweise mit malignen Tumoren assoziiert sind, wird auf den Ovarien nach energetischen Störungen gesucht, jedoch ohne pathologischen Befund.*

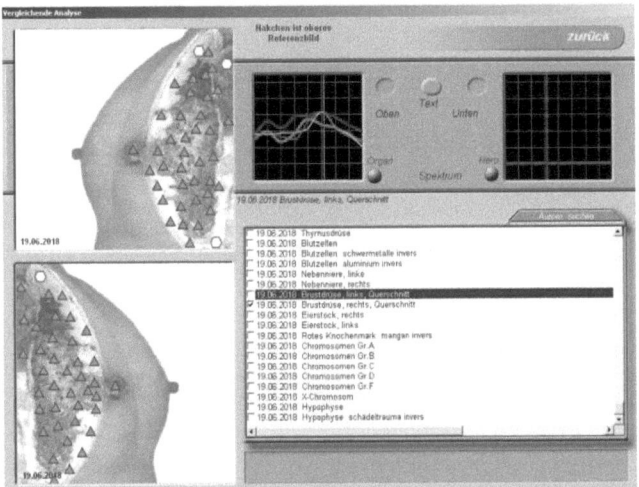

Abb. 119: *Brustdrüsen: Auch auf beiden Brustdrüsen ergeben sich keine Hinweise auf energetische Störungen. Der von der Patientin beschriebene Knoten auf der Brust ist energetisch nicht zu sehen, was nicht ungewöhnlich ist, denn solche morphologischen Veränderungen sieht man typischerweise nicht in NLS-Bildern. Sehen würde man ausschließlich die energetische Störungen z.B. durch Miasmen wie Treponema pallidum, was aber hier nicht der Fall ist.*

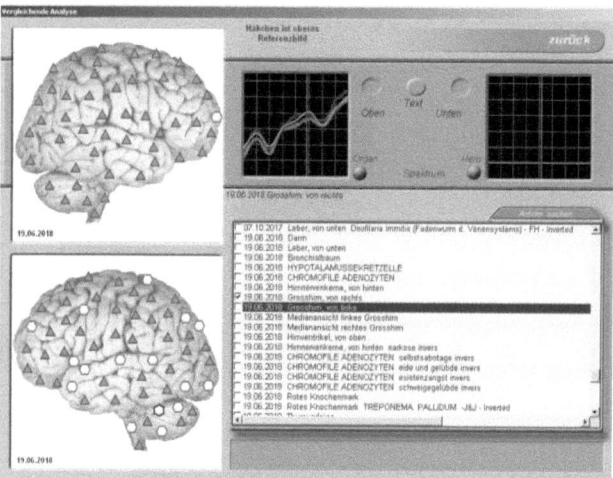

Abb. 120: *Großhirn: Keine energetische Störung auf beiden Hemisphären.*

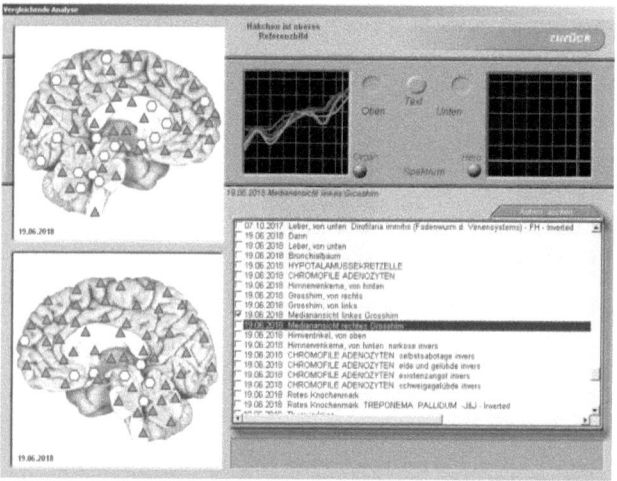

Abb. 121: *Medianansicht Großhirn: Keine energetische Störung auf beiden Seiten. Das ist insofern bemerkenswert, als auch im Bereich der Substantia nigra im Mittelhirn keine energetischen Störungen zu erkennen sind. Als Substantia nigra bezeichnet man einen Kernkomplex im Bereich des Mesencephalon, der durch einen hohen intrazellulären Gehalt an Melanin und Eisen dunkel gefärbt erscheint und der für die Parkinson Symptomatik verantwortlich ist. Auch hier ist zu bedenken, dass Atrophien dieses Kerngebietes an sich nicht unbedingt als energetische Störungen imponieren müssen, da man, wie bereits erwähnt, morphologische Veränderungen in der NLS-Analyse nicht sieht.*

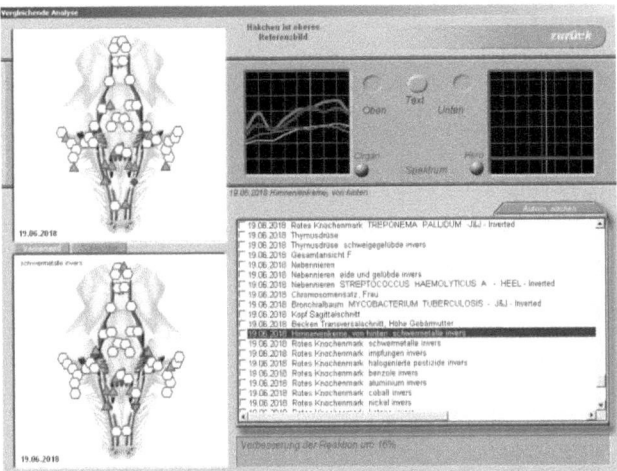

Abb. 122: *Hirnstammkerne: Es zeigt sich ein guter energetischer Befund, einzig eine dunkle Markierung im unteren Bereich. Bei Invertierung von Schwermetalle verschwindet die dunkle Markierung, der energetische Befund verbessert sich um 16%.*

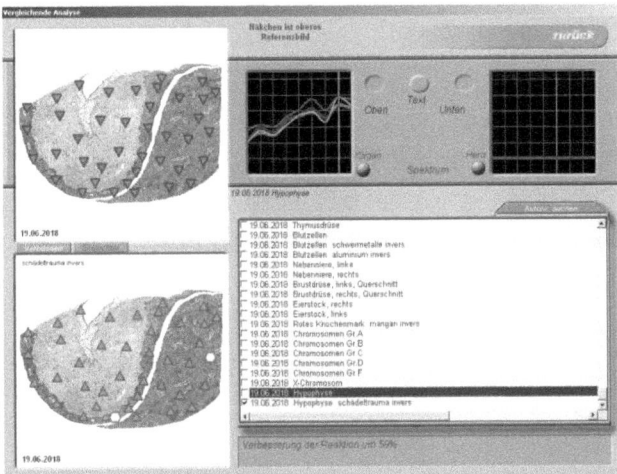

Abb. 123: *Hypophyse: Es zeigt sich eine energetische Störung, bei Invertierung von Schädeltrauma verbessert sich der energetische Befund um 59%. Ganz offensichtlich hatte die Patientin früher ein Schädelhirntrauma, an das sie sich jedoch nicht eindeutig erinnert. Im Zusammenhang mit dem Parkinson Syndrom ist dies jedoch höchst relevant, da bekannt ist, dass Kontusionen des Gehirns Parkinson Syndrome triggern können.*

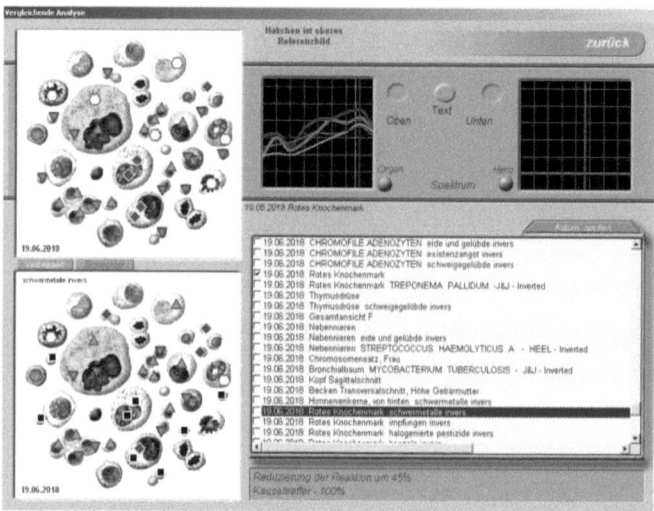

Abb. 124: *Rotes Knochenmark: Nachdem der Verdacht auf eine Intoxikationen durch die Klinik geäußert wurde, wird im Folgenden das Knochenmark auf verschiedene Belastungen getestet. Bei Invertierung von Schwermetalle kommt es zu einer* **Reduzierung** *des energetischen Befundes um 45%, damit scheidet diese Vermutung aus.*

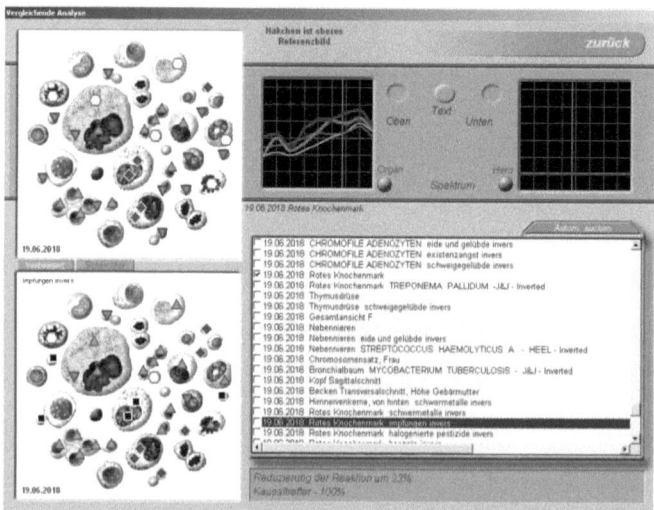

Abb. 125: *Rotes Knochenmark: Bei Invertierung von Impfungen kommt es zu einer* **Reduzierung** *des energetischen Befundes um 33%, damit scheidet diese Vermutung aus.*

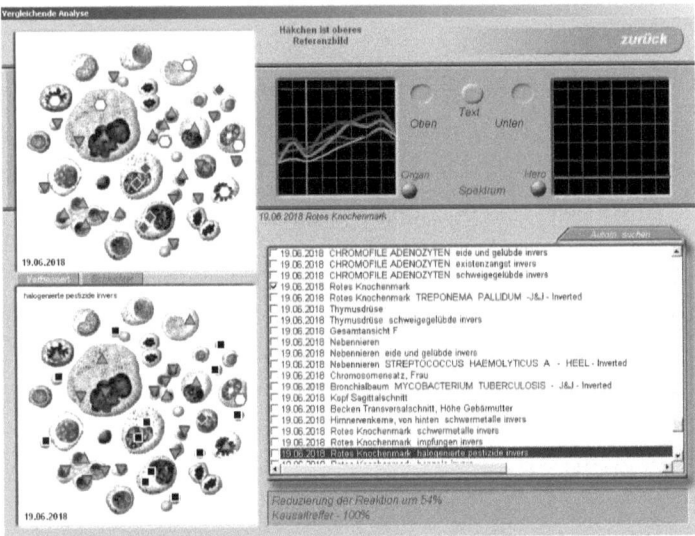

Abb. 126: *Rotes Knochenmark: Bei Invertierung von Halogenierte Pestizide kommt es zu einer **Reduzierung** des energetischen Befundes um 54%, damit scheidet diese Vermutung aus.*

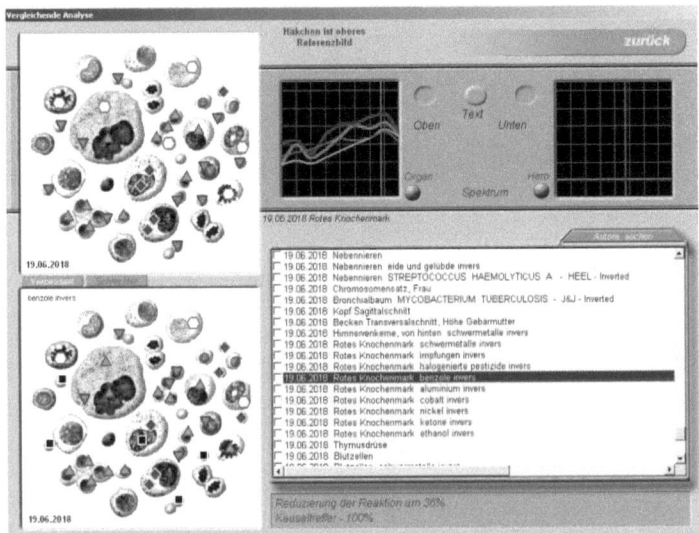

Abb. 127: *Rotes Knochenmark: Bei Invertierung von Benzole kommt es zu einer **Reduzierung** des energetischen Befundes um 36%, damit scheidet diese Vermutung aus.*

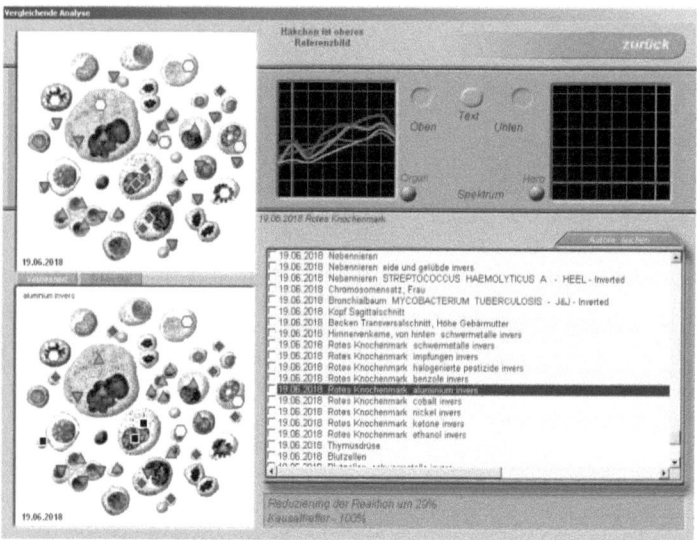

Abb. 128: *Rotes Knochenmark: Bei Invertierung von Aluminium kommt es zu einer* **Reduzierung** *des energetischen Befundes um 29%, damit scheidet diese Vermutung aus.*

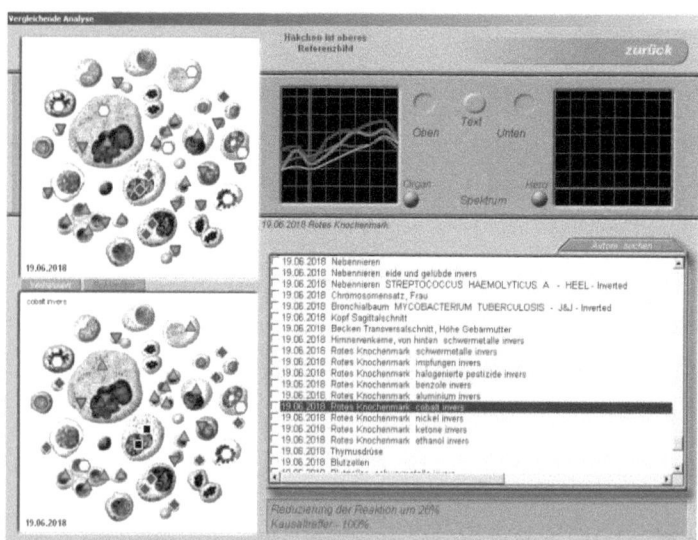

Abb. 129: *Rotes Knochenmark: Bei Invertierung von Cobalt kommt es zu* **Reduzierung** *des energetischen Befundes um 26%, damit scheidet diese Vermutung aus.*

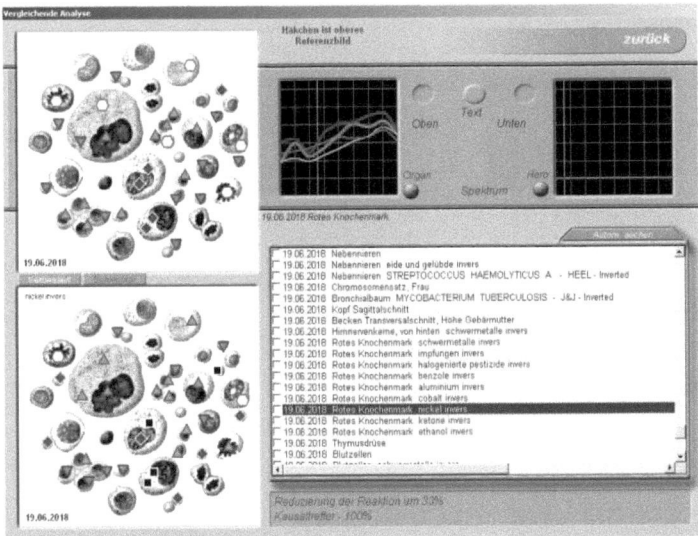

Abb. 130: *Rotes Knochenmark: Bei Invertierung von Nickel kommt es zu einer* **Reduzierung** *des energetischen Befundes um 33%, damit scheidet diese Vermutung aus.*

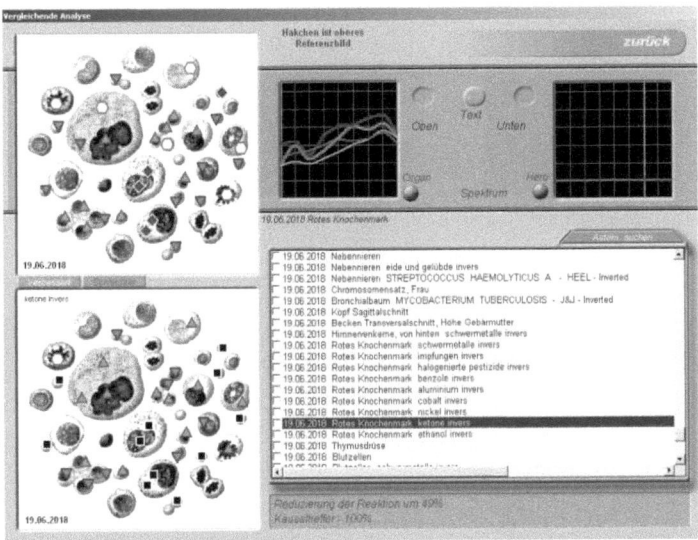

Abb. 131: *Rotes Knochenmark: Bei Invertierung von Ketone kommt es zu einer* **Reduzierung** *des energetischen Befundes um 49%, damit scheidet diese Vermutung aus.*

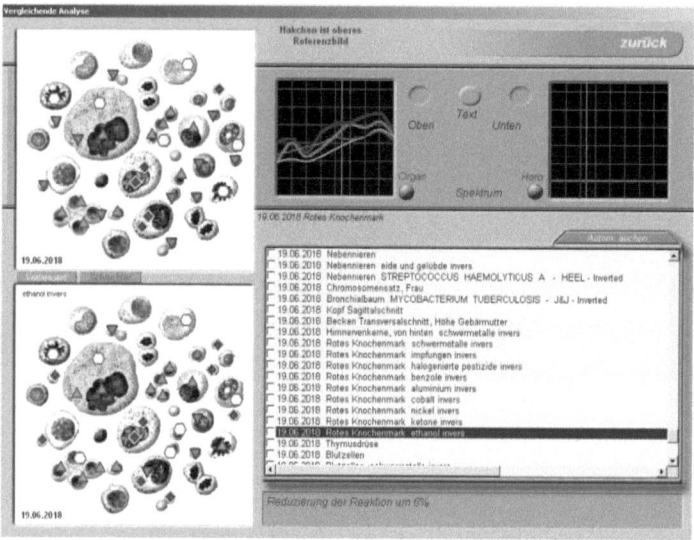

Abb. 132: *Rotes Knochenmark: Bei Invertierung von Ethanol kommt es zu einer* **Reduzierung** *des energetischen Befundes um 6%, damit scheidet diese Vermutung aus.*

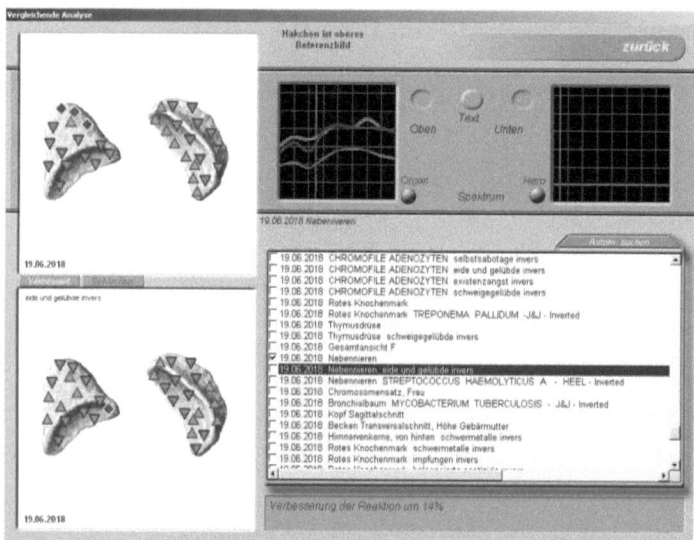

Abb. 133: *Nebennieren: Energetische Störung, bei Invertierung von Eide und Gelübde kommt es zu einer Verbesserung des energetischen Befundes um 14%. Damit besteht auch hier eine diskrete Belastung, trotzdem wird eine aurachirurgische Auflösungsprozedur durchgeführt.*

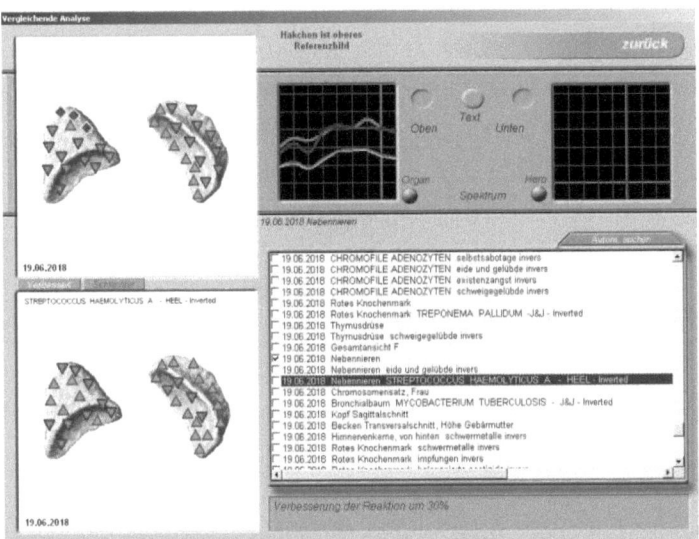

Abb. 134: *Nebennieren: Bei Invertierung von Streptococcus haemolyticus kommt es zu einer Verbesserung des energetischen Befundes um 30%. Dieser Befund passt zu der Schilderung der Patientin, dass sie hin und wieder unter Halsschmerzen leide und ist im Hinblick auf das Parkinson Syndrom von Interesse, als bekannt ist, dass Streptococcus haemolyticus hochwirksame Endotoxine produziert, welches Nervengewebe schädigt. Darüber hinaus gibt es die aurachirurgische Erkenntnis, dass energetisch-informatorische Belastungen der Nebennieren nicht selten zu Blutdruckregulationsstörungen führen, was sich nach homöopathischer Ausleitungstherapie des entsprechenden Erregers häufig deutlich verbessert. In der Schulmedizin gibt es das sog. Shy-Drager-Syndrom, welches als sog. Parkinson-Plus als seltene degenerative Erkrankung des vegetativen (autonomen) Nervensystems in Kombination mit einem Parkinson-Syndrom interpretiert wird. Aber auch bei „einfachen" Parkinson-Syndromen sind Blutdruckregulationsstörungen mit arterieller Hypotonie häufig, wie auch im vorliegenden Fall. Als Hypothese wird im Folgenden formuliert: Die arterielle Hypotonie bei Parkinson-Syndromen bzw. bei Shy-Drager-Syndromen ist nicht ausschließlich durch eine Degeneration autonomer Nervensysteme begründet, sondern kann auch durch die energetisch-informatorische Störung der Nebennieren durch bakterielle oder virale Miasmen ausgelöst werden. HINWEIS: Der Begriff "Shy-Drager-Syndrom" wird zwar noch verwendet, ist aber veraltet. Das Syndrom wird heute unter die Multisystematrophien (MSA) mit Parkinsonsymptomatik eingeordnet.*

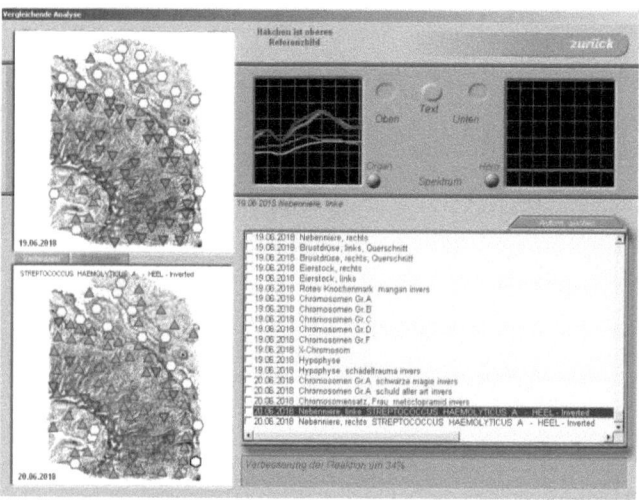

Abb. 135: *Nebenniere links: Bei Invertierung von Streptococcus haemolyticus kommt es zu einer Verbesserung des energetischen Befundes um 34%. Insbesondere in der Nebennierenrinde, wo das Mineralocorticoid Aldosteron produziert wird, findet sich eine deutliche Verbesserung des energetischen Befundes. Aldosteron ist verantwortlich für die Rückresorption von Natrium in der Niere und erhöht auf Grund des osmotischen Wirksamkeit von Natrium den Blutdruck. Bei zu geringer Aldosteronproduktion sinkt der Blutdruck entsprechend.*

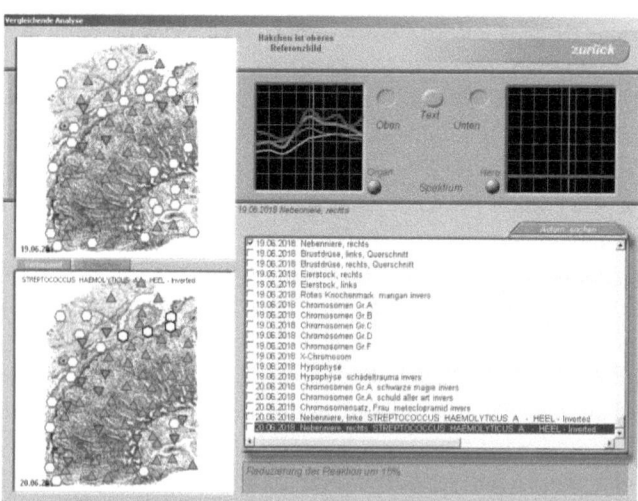

Abb. 136: *Nebenniere rechts: Bei Invertierung von Streptococcus haemolyticus kommt es zu einer Verbesserung des energetischen Befundes um 15%.*

Bewertung: In der aurachirurgischen Exploration findet sich schließlich auch noch eine Magensonde durch das karmische Muster der Medizinischen Versuche im Vorleben, die erfolgreich gezogen wird. Dabei ist der Zug an der Sonde bei offenem Mund eher diskret, deutlich zeigt sie sich jedoch beim Druck mit der chirurgischen Sonde auf den Mageneingang. Nach Ziehen der Sonde ist dieser Druck auf dem Magen verschwunden, es besteht keine Resonanz mehr, als Zeichen dafür, dass die Behandlung erfolgreich abgeschlossen ist. Beim näheren Gespräch mit der Patientin stellt sich schließlich heraus, dass sie als Kind und als Jugendliche über Jahre hinweg unter Magenproblemen mit chronischer Magenschleimhautentzündung, Magenkrämpfen, Reflux und Sodbrennen gelitten und deshalb über fünf Jahre hinweg täglich Paspertin (Wirkstoff: Metoclopramid[4]) und Maloxaan[5] (Wirkstoff: Magnesiumhydroxid und Aluminiumhydroxid) eingenommen habe. Bei Paspertin ist bekannt, dass es bei längerer Einnahme zu Parkinson-Syndromen führt. Wegen seiner Nebenwirkungen wurde dieses Präparat 2014 vom Bundesinstitut für Arzneimittel und Medizinprodukte verboten und vom Markt genommen.

Insofern ist dies nun ein beeindruckender Fall, denn er offenbart wieder einmal eine schlüssige aurachirurgische Reaktionskaskade, beginnend bei einer energetisch-informatorischen Störung durch das karmische Muster der Medizinischen

---

[4] Metoclopramid ist ein zu den Dopamin-Antagonisten gehörender Wirkstoff. Er wird als Antiemetikum und Gastrokinetikum eingesetzt. Im Gehirn werden durch Metoclopramid Dopaminrezeptoren (vornehmlich Typ D2) blockiert. Darin liegt seine antiemetische Wirksamkeit, da Dopamin so an der chemorezeptiven Trigger-Zone der Area postrema nicht mehr angreifen kann. Metoclopramid exprimiert aber auch eine Affinität zu Serotoninrezeptoren der Untergruppe 5-HT3 und entfaltet dort eine antagonistische Wirkung, was auch zum antiemetischen Effekt beiträgt. Deswegen ist Metoclopramid ein antidopaminerg und antiserotonerg wirksames Medikament. Des Weiteren wirkt die Substanz direkt im Magen-Darm-Trakt und beschleunigt die Magenpassage der Nahrung. Dies geschieht über eine Motilitätssteigerung der Muskulatur und einen verminderten Tonus des Pylorus (prokinetische Wirkung). Häufig kommt es zu Schwindel und Müdigkeit. Über die gehemmte Dopaminaktivität erfolgt eine Enthemmung der cholinergen Effekte, was zu extrapyramidalen Störungen (Dyskinesien) führen kann, die jedoch in normaler Dosierung selten sind. Ebenfalls durch die Wirkung an Dopamin-Rezeptoren kommt es zu einer erhöhten Prolaktinsekretion (besonders nach längerer Einnahme) mit den daraus resultierenden Nebenwirkungen Galaktorrhoe und Gynäkomastie. Bei Aufteten von Dyskinesien, kann man zu deren Unterdrückung ein Anticholinergikum (z.B. Biperiden) geben. Ein vorbestehendes Parkinson-Syndrom gilt als Kontraindikation einer Paspertin Medikation.

[5] Maloxaan soll als Säurebinder nur im Magen wirken, Effekte außerhalb des Verdauungstraktes sind nach Angaben der Hersteller fast ausgeschlossen, es sei denn, man nimmt deutlich zu viele der Medikamente ein. Inzwischen ist man deutlich zurückhaltender geworden, da bekannt ist, dass Aluminium Demenzen und andere neurologische Erkrankungen auslösen kann. Strittig ist, ob die in Maloxaan enthaltenden Mengen dafür ausreichen, allerdings wird vom Hersteller auch darauf hingewiesen, dass Maloxaan nicht über Jahre regelmäßig eingenommen werden sollte.

Versuche, die auf Grund einer Magensonde in der Folge über Jahre zu einer Magenproblematik mit chronischer Magenschleimhautentzündung, Magenkrämpfen, Reflux und Sodbrennen führte. Nachdem die Patientin dann über ca. fünf Jahre täglich die Magensymptome mit den genannten Präparaten behandelte, kam es wohl als Nebenwirkung dieser Medikation 15 Jahre später zu einem Parkinson Syndrom. Interessanterweise finden sich aktuell keine energetischen Störungen auf Darm oder Magen, so dass sich die aurachirurgische Diagnostik einzig auf die Resonanz bei Druck mit der chirurgischen Sonde auf die Abbildung des Magens im Anatomieatlas beschränkt. Auch sonst finden sich keine entzündlichen Herde, wie dies sonst häufig bei Parkinson-Patienten gefunden werden kann. Zusätzlich spielt wohl noch ein Schädelhirntrauma als möglicher Auslöser des Parkinson Syndroms eine Rolle.

Bei Parkinson Patienten findet sich in vielen Fällen eine seelische Belastung durch Eide und Gelübde. Insbesondere das Schweigegelübde wird häufig gefunden, es symbolisiert auch am besten die Parkinson Symptomatik, indem der Patient leise und monoton zu sprechen beginnt, im Sinne der Akinese einen gebundenen Gang entwickelt und im Sinne des Rigors sich wenig nach außen entäußert. Das Schweigegelübde ist, wie bereits mehrfach beschrieben, eben nicht nur eine Störung auf der sprachlich-kommunikativen Ebene, sondern bezieht sich auf den gesamten Organismus, der sich in einem Schweigemodus befindet. Insofern ist das Parkinson-Syndrom eine Versinnbildlichung eines Schweigegelübdes. Auch das Ansprechen auf Therapien funktioniert deshalb bei diesen Patienten in vielen Fällen nicht oder nur in geringem Umfang, viele Patienten reagieren auf Grund ihres Schweigegelübde gar nicht auf Dopaminergika oder andere Antiparkinsonmedikamente. Löst der Arzt das Schweigegelübde aurachirurgisch auf, verbessert sich die Situation in vielen Fällen.

Die Patientin erhält homöopathische Globuli gegen Streptokokken sowie die Anleitung zur Ausleitung von Metoclopramid über die Wasserrührmethode.

Ergänzung: Im Vorfeld der aurachirurgischen Behandlung hatte die Patientin einen stationären Aufenthalt an einer Fachklinik für Blutanalysen und Blutwäschen absolviert. Weder der behandelnde Neurologe noch die Fachklinik für Blutanalysen und Blutwäschen war über den oben beschriebenen Umstand der jahrelangen Medikation mit Metoclopramid informiert. Stattdessen konzentrierte man sich auf die Suche nach Schwermetall- und Pestizidbelastungen als mögliche Ursache für das Parkinson Syndrom. Und tatsächlich: Nach Angaben der Klinik wurde man fündig und unterzog die Patientin einer sog. Apheresebehandlung, einer extrakorporalen Blutwäsche zur Entfernung von pathogenen (krankmachenden) oder überzähligen Bestandteilen (Proteine, proteingebundene Substanzen und Zellen) aus dem Blut oder Blutplasma des Patienten. Nach der

Entfernung der pathogenen Substanzen wird das „gereinigte" Blut wieder zu-
rückgeführt. Die Kosten lagen bei 4.000 €, die die Patientin aus eigener Tasche
zahlen musste. Nach eigener Aussage sei es ihr nach der Behandlung dann noch
deutlich schlechter gegangen.

Intrazellulärer Mineral- und Spurenelemente Haushalt incl. spez. Schwermetallbelastung:		
Mineral/Spurenelement	Konzentration	Referenzbereich
Magnesium	33,5	30-40mg/l
Selen	87,3	85-147 ug/l
Zink	5,1	4,5-7,5mg/l
Calcium	63	55-70 mg/l
Kalium	1616	1386-1950 mg/l
Natrium	1682	1500 – 1850 mg/l
Phosphor	421	403-577 mg/l
Chrom	0,44	0,14-0,52 ug/l
Kupfer	0,77	0,70-1,39 ug/l
Mangan	14,8	7,5-20ug/l
Molybdän	1,0	0,3-1,3ug/l
Blei	10,3	<28ug/l
Nickel	4,0	<0,6ug/l
Cadmium	0,2	<3,8ug/l
Quecksilber	0,5	<1,0 ug/l
Bor ug/l	87,6	37,4 – 101 ug/l

Abb. 137: *Aufstellung der gemessenen Werte im Abgleich mit den Referenz-
werten.*

Laborchemisch wurde eine Erhöhung von halogenierten Pestiziden, Benzolho-
mologen (Toluol), Aluminium Cobalt, Nickel, Ketone (Aceton) und Ethanol sowie zirukulierende Immunkomplexe gemessen. Ketone und Ethanol sind neuro-
immuno-toxisch und an der Auslösung des sog. „brainfog" bei leaky-gut-Syndrom beteiligt. Sie durchdringen sehr leicht die Blut-Hirn-Schranke und stören
ihre Barrierefunktion. Außerdem lösen sie eine toxische Hepatopathie aus. Sie
sind ein Abbauprodukt der Darmbakterien aus Fetten und Kohlenhydraten und
mitverantwortlich für die Auslösung des chronisch zentralen Erschöpfungs-
syndroms (CFS) und psycho-neurologischer/dementieller sowie systemisch-ent-
zündlicher klinischer Bilder. Bei den Alkoholen handelt es sich ebenfalls um
Abbauprodukte von Darmbakterien und Darmpilzen, welche ebenfalls neuro-
immunotoxisch wirken und die Blut-Hirn-Schranke bei leaky gut durchdringen.
Auch sie führen zu „brain fog" und zu akuten psychiatrischen Bildern, erzeugen
pathologisch hohe Blutalkoholspiegel, ohne dass der Betroffene Alkohol zu sich
genommen hat. Was gegen die Vernutung durch die Spezialklinik spricht, ist die
fehlende klinische Symptomatik und auch die unauffälligen Befunde in der
NLS-Analyse für Darm, Magen und Leber. Weder findet sich eine Druckschmerzhaftigkeit der Darm- oder Lebermeridiane an den sonst üblichen Druck-

punkten (DI 11, LE 3), noch zeigen sich energetische Störungen in der nicht-linearen Systemanalyse. Insofern scheint ein manifestes leaky-gut-Syndrom eher unwahrscheinlich. Die Patientin berichtet zwar von Müdigkeit und Erschöpfung, allerdings bestünden die Symptome erst seitdem sie, wie von der Gynäkologin verordnet, Progesteron einnehme. Zuvor sei die Situation unauffällig gewesen. Auch schlafe sie gut, was immer ein Zeichen dafür ist, dass der Lebermetabolismus nicht sonderlich gestört sein kann. Bestände tatsächlich ein leaky-gut-Syndrom, wäre davon auszugehen, dass hier eine manifeste energetische Leberstörung mit Schlafstörungen vorläge.

In der genetischen Analyse stellte man fest, dass das GSTM1 nicht angelegt sei. Das GSTM1 ist eine Gensequenz auf dem Chromosom 1, das das Glutation synthetisiert. Die Frage ist, wie die von der Klinik diagnostizierte Gluthationmangel[6] in der Pathogenese des Parkinson Syndroms eine Rolle spielt, kann hier nicht befriedigend beantwortet werden, allerdings zeigt sich, dass die durch die Klinik vermuteten Intoxikationen sich nicht als energetisch-informatorische Störungen im Knochenmark in der NLS-Analyse nachweisen lassen.

Nach Aussage der Klinik wurden weitere genetische Analysen durchgeführt, GSTP1, GSTT1, NAT2, TNF alpha Hemmtest, RANTES, Coenzym Q10 mit einer Mitochondropathie mit Störung der Zellatmung, S100 beta zur Bestimmung einer möglichen Blut-Hirnschrankenstörung, das eosinophile kationische Protein, Stuhlanalysen, zirkulierende Immunkomplexe mit dem Nachweis einer Erhöhung von IgA als Hinweis auf eine systematische Inflammation u.v.m.

Die Klinik empfiehlt weitere Apheresebehandlungen, was die Patientin aber nicht mehr will.

---

[6] Glutathion ist ein atypisches Tripeptid aus den Aminosäuren Glutamat, Cystein und Glycin. Atypisch ist die Bindung deshalb, weil sie unabhängig vom Proteinbiosyntheseapparat erfolgt und die γ-Carboxylgruppe des Glutamats die Peptidbindung eingeht. Katalysiert wird die Bildung durch die Glutathionsynthetase unter Verbrauch von ATP. Glutathion kommt in sämtlichen Körperzellen vor, hat aber vor allem in den Erythrozyten eine herausragende Bedeutung. Ein Mangel an Glutathion führt zu einer Unfähigkeit zur Entgiftung von Schwermetallen (incl. radioaktiven Schwermetallen) sowie Schimmelpilzgiften und Epoxiden jeder Art und cyclischen Kohlenwasserstoffen vom Benzpyrentyp (Rauch, Abbrandprodukte). Diese Störung ist nach schulmedizinischer Kenntnis eng verbunden mit chronischen zentralen Erschöpfungs-Syndrom und erhöhten Krebsrisiko.

Über den Autor

Dr. med. Mathias Künlen.

Studium der Humanmedizin an der LMU in München.

Studium der Informatik an der Fachhochschule München.

Deutsches medizinisches Staatsexamen 1988.

US amerikanisches medizinisches Staatsexamen FMGEMS 1989.

Facharzt für Neurologie seit 1994.

Gründer und Vorstand der Softmark AG Grünwald, Softwareentwicklung im Bereich des Cognitive Computing.

Gründer des IFA Institut für Aurachirurgie AG, Fürstentum Liechtenstein.

Shotokan Karate 1. DAN im DKV Deutscher Karateverband.

Kyusho Jitsu 1. DAN im DKV Deutscher Karateverband.

Für eine Kontaktaufnahme schicken Sie bitte eine E-Mail an

info@aurachirurgie.me

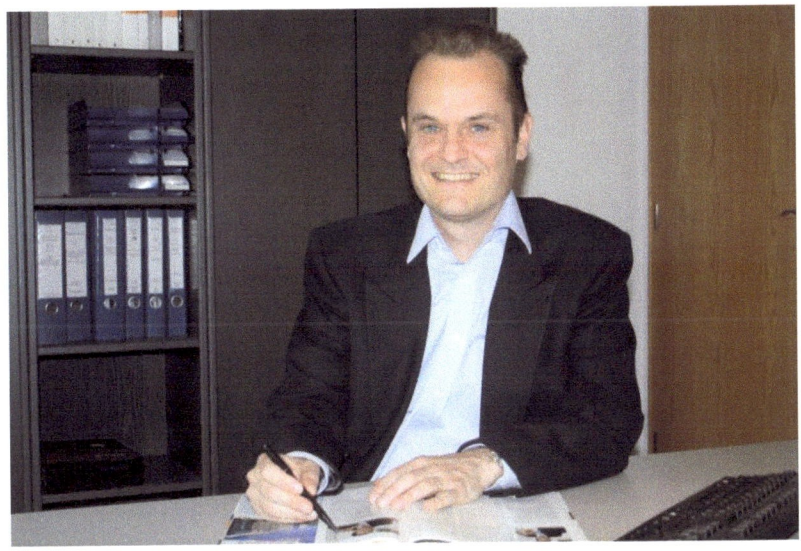

Index

Eingeschlafene Füße 63
Schulterschmerzen 28
Schwerhörigkeit 43, 81
Schwindel 29
Todesangst 51

Unruhige Träume 15
Verhornungsstörung 9
Vielredner 30
Zahnschmerzen 13